Processus tumoraux

Chez le même éditeur

Dans la collection « Mémo infirmier » (révision par unité d'enseignement) :

Pharmacologie et thérapeutiques, 3e édition, par T. Caruba et E. Jaccoulet. 2018, 248 pages.
Défaillances organiques et processus dégénératifs - UE 2.7, par L. Sabbah, B. Planquette, A. Soria, K. Kinugawa, E. Roze, M.-A. Rousseau, et al., 2017, 288 pages.
Soins infirmiers et gestion des risques, soins éducatifs et préventifs, qualité des soins et évaluation des pratiques – UE 4.5, 4.6 et 4.8, par N. Vignier. 2017, 160 pages.
Processus psychopathologiques – UE 2.6 - Semestres 2 et 5, par I. Lim-Sabbah. 2016, 184 pages.
Soins d'urgence – UE 4.3, par B. Planquette, G. Voegeli Planquette. 2014, 224 pages.
Soins de confort et de bien-être - Soins relationnels - Soins palliatifs et de fin de vie – UE 4.1, 4.2 et 4.7, par C. Hazen. 2013, 136 pages.
Biologie fondamentale et génétique – UE 2.1 et 2.2, L. Chouchana, E. Jaccoulet, A.-F.Dessein, F. Habarou. 2012, 104 pages.
Législation, éthique et déontologie, par C. Hazen. 2012, 112 pages.
Psychologie, sociologie, anthropologie, par F. Dargent. 2012, 96 pages.
Cycles de la vie et grandes fonctions – UE 2.2, par L. Chouchana, A.-F. Dessein, F. Habarou, E. Jaccoulet. 2012, 144 pages.
Processus traumatiques –UE 2.4, par L. Sabbah, A. Chaïb, K. Kinugawa, B. Planquette, M.-A. Rousseau, E. Roze, A. Soria. 2010, 152 pages.
Processus inflammatoires et infectieux – UE 2.5, par B. Planquette, M. Rouprêt, K. Kinugawa, M.-A. Rousseau, D. Skurnik, A. Soria, et al. 2010, 128 pages.
Processus obstructifs – UE 2.8, par L. Sabbah, B. Planquette, M. Rouprêt, A. Balian. 2010, 144 pages.

Dans la collection « Mémo stage infirmier » (l'indispensable en stage) :

L'indispensable en stage d'urologie-néphrologie, 3e édition, par M. Rouprêt, M. Peycelon. À paraître 2019, 216 pages env.
L'indispensable en stage de pneumologie, 3e édition, par B. Planquette. À paraître 2019, 176 pages env.
L'indispensable en stage de gynécologie-obstétrique, 3e édition, par F. Lamazou, S. Salama. À paraître 2019, 256 pages env.
L'indispensable en stage d'urgences-réanimation-transfusion, 4e édition, par A. Chaïb. 2018, 216 pages.
L'indispensable en stage de cardiologie, 4e édition, par L. Sabbah. 2018, 272 pages.
L'indispensable en stage d'endocrinologie diabétologie, 2e édition, par V. Mink. 2017, 112 pages.
L'indispensable en stage de gériatrie, 2e édition, par G. Gridel. 2017, 128 pages.
L'indispensable en stage de neurologie, 3e édition, par K. Kinugawa, E. Roze. 2017, 248 pages.
L'indispensable en stage de pédiatrie - pédopsychiatrie, 3e édition, par I. Lim-Sabbah, M. Schiff. 2017, 176 pages.
L'indispensable en stage de rhumatologie - traumatologie - orthopédie, 3e édition, par M.-A. Rousseau. 2017, 216 pages.
L'indispensable en stage de cancérologie – hématologie, 3e édition, par J. Alexandre. 2016, 256 pages.
L'indispensable en stage d'hépato-gastro-entérologie, 2e édition, par A. Balian. 2016, 200 pages.
L'indispensable en stage de psychiatrie, 3e édition, par I. Lim-Sabbah. 2016, 168 pages.
Maladies infectieuses, D. Skurnik, 2e édition, 2011, 128 pages.

mémo INFIRMIER

Processus tumoraux

Unité d'enseignement 2.9

Jérôme Alexandre
Professeur des Universités - Praticien Hospitalier
Oncologie médicale
Groupe hospitalier Cochin - Port Royal
Université Paris – Descartes

2e édition

Collection dirigée par Laurent Sabbah

Elsevier Masson

ELSEVIER

Elsevier Masson SAS, 65, rue Camille-Desmoulins, 92442 Issy-les-Moulineaux cedex, France

Processus tumoraux – Unité d'enseignement 2.9, 3e édition, par Jérôme Alexandre

ISBN : 978-2-294-75954-3

e-ISBN : 978-2-294-76000-6

Table des matières

Partie 3. Cancers digestifs

Partie 4. Cancers broncho-pulmonaires

Partie 5. Hémopathies

Partie 6. Autres tumeurs

Partie 7. Auto-évaluez-vous !

Avant-propos

Depuis la réforme de 2009, le cursus d'obtention du diplôme d'État infirmier en IFSI s'étale sur 3 années (L1-L2-L3).
Entre cours et stages pratiques, l'enseignement comprend 6 semestres, distribués en unités d'enseignement (UE).
Le programme met l'accent sur l'articulation entre savoirs fondamentaux et savoirs procéduraux pour permettre à l'étudiant d'acquérir des compétences indispensables.
Les enseignements de biologie, de physiologie et processus pathologiques sont regroupés dans l'UE 2 « Sciences biologiques et médicales », réparti sur les 6 semestres :

- Biologie fondamentale (UE 2-1),
- Cycles de la vie et grandes fonctions (UE 2-2),
- Santé, maladie, handicaps et accidents de la vie (UE 2-3),
- Processus traumatiques (UE 2-4),
- Processus inflammatoires et infectieux (UE 2-5),
- Processus psychopathologiques (UE 2-6),
- Défaillances organiques et processus dégénératifs (UE 2-7),
- Processus obstructifs (UE 2-8),
- Processus tumoraux (UE 2-9),
- Infectiologie et hygiènes (UE 2-10),
- Pharmacologie et thérapeutique (UE 2-11).

Les pathologies sont abordées via le processus physiologique à leur origine : les grandes défaillances organiques qui conduisent à des insuffisances cardio-circulatoires ou respiratoires, rénale, au diabète ainsi qu'aux pathologies déficitaires neurologiques et sensorielles ou enfin aux syndromes liés à la dégénérescence et au vieillissement de l'organisme. Les données ont été actualisées en tenant compte des connaissances médicales les plus récentes.
Pour être au plus près du programme, les objectifs de l'UE seront repris, à savoir :

- expliquer la physiologie des équilibres hydro-électrolytiques ou acido-basiques ;
- donner pour chaque processus les mécanismes d'apparition, les signes et paramètres cliniques, les complications, ainsi que les traitements.

Toutes ces questions ont été traitées de façon claire et didactique par des médecins spécialistes (chefs de cliniques, praticiens hospitaliers, chefs de service), rompus à l'enseignement à la faculté, à l'enseignement postuniversitaire, aux cours en IFSI, et aux enseignements en stages pratiques. Ces auteurs ont travaillé en collaboration étroite avec des infirmier(e)s ou cadres de santé hospitaliers dans la conception et la rédaction de ces fiches.

Les processus tumoraux

Le processus tumoral est d'abord abordé dans ses mécanismes physiopathologiques, l'histoire naturelle de la maladie, les outils de diagnostic et de classification des tumeurs, les éléments épidémiologiques qui vont déterminer la prévention et les actions de dépistage, enfin, les traitements et la surveillance.

Pour être au plus près du programme, seront repris les objectifs de l'UE, à savoir :

- expliquer les mécanismes physiologiques de la cancérogénèse et l'histoire naturelle de la maladie,
- décrire pour chaque cancer les mécanismes d'apparition, les signes et paramètres cliniques, les complications et les thérapeutiques mobilisées.

Toutes les questions traitées dans l'ouvrage de façon claire et didactique l'ont été par des médecins spécialistes (chefs de cliniques ou praticiens hospitaliers), rompus à l'enseignement aux étudiants en médecine (à la faculté et/ou en enseignement postuniversitaire) autant qu'aux étudiants infirmiers (cours en IFSI, enseignement en stages pratiques).

Les questions ont toutes été récemment actualisées en fonction des connaissances médicales les plus récentes.

Quasi systématiquement, les questions ont été pensées et rédigées en collaboration étroite avec des infirmier(e)s ou cadres de santé hospitaliers.

Laurent Sabbah

Abréviations

AFP	α-fœto-protéine
CCI	Chambre à cathéter implantable
CHC	Carcinome hépatocellulaire
CNPC	Carcinomes non à petites cellules
CPC	Carcinomes à petites cellules
EGF	*Epidermal Growth Factor*
EPO	Erythropoïétine
HCG	Gonadotrophine chorionique humaine
HPV	*Human Papilloma Virus*
PPS	Programme personnalisé de soins
RCP	Réunion de concertation pluridisciplinaire
RTUV	Résection trans-urétrale de tumeur vésicale
TEP	Tomographie par émissions de positons
VADS	Voies aéro-digestives supérieures

PARTIE

Fondements physio-pathologiques et traitements

1. Qu'est-ce qu'un cancer ?

Caractéristiques des cellules cancéreuses

Le cancer est constitué par une prolifération de cellules anormales. Les cellules cancéreuses se distinguent des cellules normales par plusieurs caractéristiques.

Prolifération illimitée dans le temps et dans l'espace

La prolifération des cellules cancéreuses est illimitée dans le temps et dans l'espace.
Elles sont capables de dépasser les limites de leur organe d'origine pour détruire et envahir les tissus environnants, c'est l'invasion tissulaire.
À l'opposé, chaque cellule normale ne se multiplie qu'un nombre limité de fois et uniquement pour remplacer les cellules détruites.

Prolifération désordonnée

La prolifération des cellules cancéreuses est désordonnée. Elle ne reproduit pas l'architecture normale du tissu.

Formation de nouveaux vaisseaux

Les cellules cancéreuses provoquent la formation de nouveaux vaisseaux. Ce processus, appelé néo-angiogénèse, permet l'apport indispensable d'oxygène et de nutriments aux cellules cancéreuses.

Capacité à former des métastases

La plupart des cancers ont la capacité de former des tumeurs, dites secondaires, à distance de la tumeur initiale, dite primitive. Ces tumeurs secondaires sont également appelées métastases.
Les cellules cancéreuses vont se détacher de la tumeur primitive, envahir les tissus environnants et la paroi des vaisseaux, transiter par la circulation sanguine ou lymphatique puis enfin proliférer dans un nouvel organe où elles vont former des métastases.
La capacité à former des métastases est une caractéristique propre au cancer et fait toute sa gravité.

Le cancer : une maladie des gènes

Les causes du fonctionnement anormal des cellules cancéreuses sont à rechercher dans des modifications de leur génome. Des altérations multiples des gènes sont mises en évidence de façon constante dans

les cellules cancéreuses : mutations ponctuelles (modification d'une paire de base), délétion chromosomique (une partie d'un chromosome est absente), translocation…
Le fait que le cancer soit toujours dû à l'altération de gènes ne signifie pas cependant que tous les cancers sont héréditaires, il s'agit même d'une petite minorité d'entre eux (5 % environ).

En quoi une tumeur bénigne se différencie-t-elle d'un cancer ?

Une tumeur bénigne est également constituée de cellules dont la prolifération est dérégulée. Elle est cependant dépourvue de capacité d'invasion et d'angiogénèse. Elle ne détruit donc pas les organes de voisinage (elle peut les repousser) et ne peut pas former de métastases. Une tumeur bénigne peut parfois (pas toujours) évoluer vers la malignité, c'est-à-dire se transformer en cancer.

Les différents types de cancer

On distingue plusieurs types de cancers en fonction de la nature du tissu dont ils sont issus.

Les carcinomes

Les plus fréquents, ils sont développés aux dépens des épithéliums. On distingue les adénocarcinomes qui proviennent de muqueuses glandulaires (côlon, canaux des glandes mammaires, ovaire, endomètre…) et les carcinomes épidermoïdes formés à partir d'épithéliums de revêtement, dits malpighiens (peau, pharynx, larynx, canal anal, col de l'utérus…).

Les sarcomes

Ils sont développés à partir des tissus de soutien : os (ostéosarcome), cartilage (chondrosarcome), tissu adipeux (liposarcome), muscles (leiomyosarcome ou rabdomyosarcome)… On peut en rapprocher les cancers du cerveau développés à partir des cellules gliales.

Les mélanomes

Ils se constituent à partir de cellules mélanocytaires que l'on retrouve principalement au niveau de la peau.

Les tumeurs germinales

Elles sont développées à partir de cellules embryonnaires résiduelles que l'on retrouve en particulier au niveau des testicules.

Les lymphomes et leucémies lymphoïdes

Ils sont constitués à partir des lymphocytes, cellules du système immunitaire.

Les leucémies myéloïdes

Elles sont constituées à partir de cellules de la moelle osseuse précurseurs des différentes lignées sanguines : polynucléaires, macrophages, globules rouges et plaquettes.

2. Histoire naturelle des cancers

Lésions précancéreuses

Assez souvent, les cancers ne se forment pas sur un tissu parfaitement normal mais à partir de lésions dites précancéreuses. Ces lésions n'ont pas toutes les propriétés du cancer (pas de capacité d'invasion, pas de formation de métastase) et restent généralement de petites tailles. Elles peuvent rester asymptomatiques pendant plusieurs années puis évoluer vers un cancer.

Il peut s'agir d'une tumeur, détectable par un examen endoscopique : polype du côlon ou du rectum, tumeur superficielle de la vessie. Ce type de tumeur peut parfois se révéler par un saignement (rectorragie, hématurie…).

Il peut également s'agir d'une altération de la muqueuse sans formation véritable de tumeur qui ne peut être diagnostiquée que par un examen au microscope. Il s'agit par exemple de la dysplasie du col de l'utérus qui ne donne aucun symptôme.

Stade infraclinique

Il peut s'écouler plusieurs mois voir plusieurs années entre l'émergence du cancer et l'apparition de symptômes. Pendant toute cette période où le cancer est asymptomatique (phase infraclinique), il ne peut être détecté que par la réalisation d'examens complémentaires (radiologiques, endoscopiques, sanguins…).

Évolution au stade clinique

Variable en fonction du siège de la tumeur primitive

La vitesse et le mode d'évolution naturelle des cancers sont très variables et dépendants du siège de la tumeur primitive :

- certains cancers sont d'évolution longtemps locale (cancer du sein, de l'utérus), d'autres deviennent rapidement métastatiques (mélanome, cancer du poumon);
- certains cancers évoluent très vite d'une semaine sur l'autre et constituent des urgences thérapeutiques : leucémies aiguës, tumeurs germinales (cancer du testicule), cancer du poumon à petites cellules…

- d'autres cancers évoluent très lentement et sont compatibles avec une survie très prolongée (plusieurs années voire décennies) même en l'absence de traitement efficace : cancer de prostate, de la thyroïde…

Variable en fonction du degré de différenciation de la tumeur

Une même tumeur primitive peut parfois évoluer de façon très différente d'un sujet à l'autre. Un élément déterminant est le degré de différenciation de la tumeur, c'est-à-dire la fidélité avec laquelle elle reproduit l'aspect du tissu d'origine au microscope. On distingue ainsi :
- les tumeurs bien différenciées dont l'aspect microscopique ressemble beaucoup au tissu d'origine et qui se développent lentement;
- les tumeurs indifférenciées dont l'aspect ne reproduit plus le tissu d'origine et qui se développent très vite.

Formation des métastases

Délai d'apparition des métastases

Les métastases peuvent être cliniquement perceptibles dès le diagnostic, on parle de métastases synchrones. Elles peuvent aussi n'apparaître que plusieurs mois ou années après l'exérèse complète de la tumeur primitive et malgré un bilan d'extension initialement négatif : il s'agit de métastases métachrones.

Ces métastases métachrones sont dues au fait que les cellules métastatiques peuvent rester à un état quiescent (on parle de « micrométastases dormantes ») pendant une très longue période et ne former une tumeur cliniquement perceptible que plusieurs mois ou années après l'exérèse de la tumeur primitive.

Les métastases « dormantes » sont particulièrement fréquentes au cours du cancer du sein ou du mélanome et peuvent être responsables de rechutes très tardives, plus de 10 ans après le traitement initial.

Sites des métastases

Des métastases peuvent apparaître dans tous les organes mais sont plus fréquentes au niveau des ganglions, des os, du poumon, du foie et du cerveau.

Les métastases ganglionnaires

Elles sont généralement les premières à apparaître.

Le premier relais ganglionnaire envahi est celui qui recueille directement la lymphe de l'organe où se développe la tumeur : c'est le ganglion sentinelle. Les relais ganglionnaires successifs sont ensuite atteints de proche en proche *via* le courant lymphatique.

Exemple du cancer du sein : le ganglion sentinelle est situé à la partie inférieure du creux axillaire. Progressivement, l'extension ganglionnaire progresse du bas vers le haut du creux axillaire puis atteint la région sus-claviculaire.
Même si les métastases ganglionnaires ne mettent pas en jeu directement le pronostic vital, leur présence est un facteur de gravité très important, quel que soit le cancer. Elles sont en effet les témoins de la capacité de la tumeur à former des métastases viscérales et osseuses.

Les métastases viscérales et osseuses

Elles se forment par voie hématogène : les cellules tumorales pénètrent dans la circulation sanguine pour atteindre d'abord le foie (organes digestifs drainés par le système porte) ou le poumon (organes drainés par les veines caves). *Via* le cœur, elles rejoignent ensuite le système artériel et atteignent les os, le cerveau…
Les organes les plus fréquemment atteints par les métastases varient donc en fonction de la tumeur primitive (voir tableau 1).

Tableau 1. Métastases les plus fréquentes pour quelques sites de tumeurs primitives.

Tumeurs primitives	Métastases les plus fréquentes
côlon, rectum, pancréas, estomac	foie
sein	poumon, os
poumon	os, cerveau
rein	poumon, os
prostate	os
ovaire	péritoine

Les métastases viscérales sont une cause importante de décès par cancer, principalement du fait du retentissement fonctionnel qu'elles entraînent (insuffisance respiratoire, hypertension intra-crânienne, insuffisance hépatique…).

La carcinose péritonéale

Elle est caractérisée par la formation de tumeurs à la surface du péritoine. Elle peut entraîner des douleurs, la formation d'ascite et surtout une occlusion digestive. Elle peut être due à des cancers digestifs et surtout ovariens dont les cellules desquament dans la cavité péritonéale.

3. Principales manifestations cliniques du cancer

Les manifestations cliniques des cancers peuvent être regroupées en quatre syndromes :
- syndrome tumoral ;
- syndrome cachectique ;
- syndrome paranéoplasique ;
- syndrome thrombotique.

Ces quatre syndromes peuvent révéler la maladie, l'accompagner ou la compliquer.

Le syndrome tumoral

Le syndrome tumoral regroupe l'ensemble des symptômes en rapport avec les volumes tumoraux. Il est lié à la présence de la tumeur primitive ou de métastases à distance.

Signes liés à la tumeur primitive

Hémorragies

Par exemple :
- hémoptysie des tumeurs bronchiques ;
- hématémèse, méléna et rectorragie des cancers digestifs ;
- hématurie des tumeurs vésicales ;
- métrorragies des cancers gynécologiques.

Tout saignement extériorisé doit faire réaliser des examens endoscopiques à la recherche d'une tumeur, même lorsqu'il ne survient qu'une seule fois.

Ce saignement peut passer inaperçu et être responsable d'une anémie par carence en fer.

Douleurs

Elles peuvent être longtemps absentes. Leur présence traduit l'existence d'une tumeur de grande taille ou atteignant des organes de voisinage.

Signes fonctionnels persistants

Ils témoignent d'une irritation locale, ou du fonctionnement anormal d'un organe : toux, troubles du transit, de la miction, dysphonie, dysphagie…

Ils sont souvent en rapport avec une sténose d'un organe creux (bronches, œsophage, larynx, côlon…).

Signes physiques

Masse ou tissu infiltré, déformation du contour d'un sein…

Lors d'une endoscopie (vessie, estomac, côlon, bronches...)

Végétation, ulcération, saignement au contact, induration, sont très évocateurs.

Signes liés à des métastases à distance

Douleurs osseuses

Principal mode de révélation des métastases osseuses.

Manifestations neurologiques

Hypertension intracrânienne (céphalées, vomissements), déficits (hémiplégie, diplopie…), crises convulsives en rapport avec des métastases cérébrales ou une tumeur cérébrale primitive.

Signes physiques

Nodules cutanés ou sous-cutanés, ascite, hépatomégalie, adénomégalie sus-claviculaire ou cervicale…

Le syndrome cachectique

La cachexie est due à la production par les cellules cancéreuses elles-mêmes ou les cellules entourant la tumeur de substances pro-inflammatoires.

Elle se manifeste cliniquement dans environ 50 % des cancers. Elle est d'autant plus fréquente et importante que le cancer est à un stade avancé, que le primitif est pulmonaire ou bilio-pancréatique.

Ses principales manifestations sont :

- la perte de poids ;
- l'anorexie (perte d'appétit) ;
- l'altération de l'état général ;
- la fièvre et les sueurs nocturnes ;
- des anomalies biologiques.

La perte de poids et l'anorexie (perte d'appétit)

Cette perte de poids est très particulière car elle porte à la fois sur la masse musculaire et les graisses.

Elle n'est pas due uniquement à la perte d'appétit mais également à une augmentation des dépenses énergétiques de l'organisme (hypercatabolisme).

En pratique, cela explique qu'une augmentation des apports par une alimentation artificielle (parentérale ou entérale) ne permet généralement pas de corriger totalement l'amaigrissement.

L'altération de l'état général

Elle est la conséquence de la fonte musculaire et de l'anémie.
C'est certainement le facteur pronostique le mieux reconnu pour tous les cancers métastatiques.
L'état général est généralement évalué par un indice de performance (*performance status* en anglais, PS). L'échelle la plus utilisée est celle de l'OMS qui distingue 5 catégories de patients, de l'état général parfait (« 0 ») au plus dégradé (« 4 ») (tableau 2).

Tableau 2. Échelle de performance de l'OMS.

État	**Définition**
0	Activité normale
1	Patient symptomatique mais ambulatoire
2	Alitement < 50 % du temps diurne
3	Alitement > 50 % du temps diurne
4	Alitement permanent, grabataire
5	Décès

Anomalies biologiques

Syndrome inflammatoire

Augmentation de la C-reactive protéine, de l'orosomucoïde et de la ferritine.
Anémie.

Dénutrition

Baisse de la pré-albumine et de l'albumine sériques.

Les syndromes paranéoplasiques

Il s'agit de manifestations cliniques induites par le cancer à distance de tout volume tumoral. On en distingue deux types.

Hypersécrétion d'une substance biologiquement active

Il peut s'agir d'une hormone produite normalement par le tissu d'origine. Par exemple : production excessive de corticoïdes par une tumeur maligne de la glande surrénale (corticosurrénalome), responsable d'un syndrome de Cushing.

Il peut également s'agir d'une hormone qui n'est pas produite par le tissu d'origine. L'exemple le plus fréquent est la production d'hormone anti-diurétique (ADH) par un cancer du poumon, responsable d'une hyponatrémie. L'ADH est normalement produite par l'hypophyse.

Ces syndromes paranéoplasiques régressent complètement lorsque la tumeur est éradiquée.

Syndromes paranéoplasiques par lésion auto-immune

Ils sont liés à la destruction par le système immunitaire de certaines cellules du système nerveux qui les reconnaît comme étrangères.

Les manifestations cliniques (polynévrite, myasthénie, syndrome cérébelleux...) précèdent de plusieurs mois l'apparition de la tumeur primitive qui est souvent elle-même d'évolution très lente.

Ces syndromes paranéoplasiques ne régressent généralement pas après le traitement de la tumeur.

Manifestations veineuses thrombotiques

Elles sont très fréquentes au cours du cancer : phlébite des membres inférieurs et surtout embolie pulmonaire qui est un cause fréquente de décès chez le patient cancéreux. Elles sont favorisées par

- l'activation de la coagulation, fréquente au cours du cancer;
- la compression d'un axe veineux par la tumeur primitive ou une adénopathie;
- un alitement prolongé ou une intervention chirurgicale.

Les complications thromboemboliques sont particulièrement fréquentes au cours des cancers de prostate, de vessie, de l'estomac, du pancréas, du poumon.

4. Épidémiologie

Le cancer, un problème majeur de santé publique

On estime qu'en France 385000 nouveaux cas de cancer surviennent chaque année (chiffre 2015), soit un nouveau cas toutes les deux minutes. Un homme sur 2, une femme sur 3 aura un cancer au cours de sa vie.
Le cancer, c'est surtout 150000 morts par an en France, soit un mort toutes les trois minutes et demie. Le cancer tue un homme sur 3, une femme sur 4.
En France et dans la plupart des pays développés, le cancer est la 2e cause de décès tous âges confondus après les maladies cardio-vasculaires, mais c'est la première cause entre 45 et 74 ans.
Le cancer est en constante augmentation dans tous les pays. Ainsi, entre 1980 et 2000, le nombre total de nouveaux cas de cancer a été augmenté de 50 %, tandis que le nombre de cas de cancers du sein a doublé!
La principale cause de cette augmentation est le vieillissement de la population. En effet, la grande majorité des cancers surviennent après 65 ans.

Les cancers les plus meurtriers

Le cancer bronchique est de loin le cancer le plus meurtrier (plus de 30000 décès en 2015), suivi du cancer colorectal (18000), du sein (11900), de la prostate (8700) et de la vessie (4000).

Différences entre hommes et femmes

Les cancers sont à la fois plus fréquents et plus meurtriers chez l'homme que chez la femme. Ces différences sont en partie liées à la plus grande fréquence du tabagisme et de l'alcoolisme chez l'homme. Elles concernent en particulier les cancers du poumon, ORL, de la vessie et du foie.
Chez la femme, le cancer du sein est à la fois le plus fréquent (55000 cas en 2015!) et le plus meurtrier. Le cancer du poumon reste plus rare que chez l'homme même si sa fréquence augmente très rapidement.

Les principales causes des cancers

Les facteurs environnementaux interviendraient dans la survenue de 80 % des cancers. Les principaux sont listés dans le tableau 3.
2/3 à 3/4 des cancers seraient dus à des causes évitables, surtout par l'arrêt du tabagisme et la modification des habitudes alimentaires.

Tableau 3. Proportion des décès par cancer attribuables à différents facteurs environnementaux.

Facteur	**Proportion des décès par cancer**
Alimentation	35 %
Tabac	30 %
Alcool	10 %
Infections (hépatites virales B et C, papillomavirus, HIV, EBV)	10 %
Vie sexuelle et reproductive (nulliparité, ménopause tardive...)	5 %
Expositions professionnelles	4 %
Rayons ultra-violets	3 %
Pollution	2 %
Actes médicaux, médicaments	1 %
Produits industriels	<1 %

Le tabac : première cause de cancer et première cause de mortalité évitable

Le tabac augmente surtout le risque de cancer bronchique : 85 % des cas lui seraient attribuables. Il augmente également la fréquence des cancers des voies aéro-digestives supérieures (pharynx, cavité buccale, larynx), de l'œsophage, de la vessie, du pancréas, du rein, et du col de l'utérus.

☛ *Certaines caractéristiques du tabagisme influencent le risque de cancer bronchique*

- *La cigarette comporte le risque maximum, supérieur au tabac à rouler, au cigare et à la pipe.*
- *Le fait d'inhaler la fumée augmente le risque.*
- *La dose quotidienne et la durée du tabagisme sont corrélées au risque de cancer, cependant la durée est le facteur le plus important.*
- *Il existe également un risque plus important de cancer bronchique chez les personnes qui ne fument pas mais sont exposées de façon chronique à la fumée de tabac. On parle de tabagisme passif.*

L'alcool

La consommation d'alcool est impliquée dans les cancers des VADS (cavité buccale, pharynx, larynx, œsophage) et le carcinome hépato-cellulaire.

L'alimentation et la sédentarité

Le surpoids et une faible activité physique sont des facteurs de risque reconnus (surtout pour les cancers du sein, du côlon, de l'endomètre). Un risque accru de cancer est également associé à une alimentation riche en acides gras saturés et pauvre en fruits et légumes (côlon, estomac).

Expositions professionnelles

On estime qu'en France 10000 nouveaux cancers seraient chaque année liés à l'exposition à une substance cancérigène sur le lieu de travail. Ces cancers siègent le plus souvent au niveau des poumons, de la plèvre (mésothéliome), des sinus, de la vessie, du foie ou peuvent être des leucémies.
Une des substances les plus souvent en cause est l'amiante. 90 % des mésothéliomes (tumeurs malignes de la plèvre) seraient liés à l'amiante. L'amiante peut également être responsable de cancers du poumon.
Reconnaître l'origine professionnelle d'un cancer permet sa déclaration en maladie professionnelle indemnisable.

Les facteurs génétiques

Environ 5 % des cancers seraient la conséquence directe de la transmission d'un caractère génétique.
Dans ces cas rares, l'environnement joue un rôle faible. Il s'agit en fait de véritables maladies génétiques responsables de la survenue d'un cancer (souvent de plusieurs) chez la majorité des patients porteurs de l'anomalie génétique. On peut citer :

- la polypose recto-colique familiale : les sujets atteints présentent tous des polypes innombrables sur le côlon dès l'enfance et développent de façon inéducable des cancers du côlon;
- le syndrome sein-ovaire lié à une mutation sur les gènes BRCA1 et 2 : les femmes atteintes vont presque toutes développer un cancer du sein et moins fréquemment un cancer de l'ovaire, souvent avant 50 ans.

Ce type de cancer héréditaire peut être suspecté sur les antécédents personnels et familiaux de la patiente :

- survenue de plusieurs cas de cancers chez la même personne;
- survenue précoce d'un des cas de cancers, par rapport à l'âge habituel;

- bilatéralité de l'atteinte (pour les organes pairs, le sein par exemple), ou multifocalité (plusieurs cancers du côlon simultanés) ;
- au moins deux cas de cancers chez des personnes apparentées entre elles au premier degré (mère et fille par exemple).

La consultation d'oncogénétique devra être proposée au préalable de la recherche d'une mutation sur un prélèvement sanguin. Si le patient est porteur de la mutation, celle-ci pourra également être recherchée chez les membres de sa famille.

5. Prévention et dépistage des cancers

Prévention

La majorité des cancers seraient évitables en agissant sur le tabagisme et en modifiant les habitudes alimentaires.

Cancers liés au tabac

- Respect de l'interdiction de fumer dans les lieux publics (loi Évin).
- Interdiction de la publicité pour le tabac.
- Prix élevé du tabac (taxes spécifiques), mesure dissuasive surtout efficace auprès des jeunes.
- Campagnes d'information « grand public » ou ciblées (adolescents).
- Aide au sevrage.
- Après 15 ans d'arrêt du tabac, l'excès de risque de cancer du poumon est divisé par 5.

Modifications des habitudes alimentaires et règles hygiéno-diététiques

Les recommandations suivantes de l'INCA diminuent le risque de cancer :
- consommation d'au moins 5 fruits et légumes par jour;
- limiter la consommation de viande rouge à moins de 500 g/semaine;
- limiter la consommation de charcuterie;
- limiter la consommation de sel;
- la consommation d'alcool est déconseillée;
- au moins 30 minutes d'activité physique modérée par jour (marche rapide) 5 jours par semaine (ou 20 min 3 fois par semaine d'activité intense);
- éviter la surcharge pondérale : indice de masse corporel le maintenu entre 18,5 et 25 kg/m^2;
- allaiter si possible de façon exclusive et idéalement jusqu'à l'âge de 6 mois.

Lutte contre les infections

Prévention des infections sexuellement transmises.
Vaccination contre l'hépatite B, les virus HPV.

Définitions

Le *dépistage* du cancer consiste à réaliser un examen complémentaire à la recherche d'un cancer ou d'une lésion précancéreuse chez des patients qui ne présentent aucun symptôme.
En permettant le diagnostic de cancers très petits ou de lésions précancéreuses, le dépistage augmente les chances de guérison et autorise la réalisation de traitements peu mutilants (par exemple tumorectomie mammaire plutôt qu'ablation complète du sein).
On parle de dépistage systématique (ou de masse) lorsqu'il s'adresse à tous les individus d'une même classe d'âge.
En France, trois dépistages systématiques sont officiellement recommandés.

Cancer du col de l'utérus

Le principe repose sur la détection de lésions précancéreuses (dysplasies) au niveau de la jonction endocol-exocol.
Les lésions précancéreuses peuvent être traitées de façon efficace et peu mutilante (conisation du col).
Le moyen de dépistage est le frottis cervico-utérin.
Les recommandations officielles sont de réaliser chez toutes les femmes (sauf celles qui sont vierges) un frottis tous les 3 ans, après deux examens successifs normaux espacés d'un an de 25 à 65 ans.
Un résultat «positif» (présence de cellules atypiques) nécessite la réalisation d'une colposcopie (examen à la loupe binoculaire) avec biopsies du col.
Ce dépistage des lésions précancéreuses a permis d'obtenir une diminution de l'incidence des cancers (tumeurs infiltrantes) et de la mortalité.
La vaccination contre l'HPV ne dispense pas du dépistage par frottis.

Cancer du sein

Le principe repose sur la détection de cancers infracliniques de très petites tailles ou de lésions précancéreuses (carcinome *in situ*, dysplasie sévère) dont le traitement pourra généralement être conservateur (tumorectomie plutôt que mastectomie) avec un pronostic bien meilleur que pour des lésions cliniques de plus grande taille.
Le moyen de dépistage est la mammographie bilatérale.
Les recommandations officielles sont de réaliser chez toutes les femmes sans facteur de risque particulier, une mammographie bilatérale tous les 2 ans, de 50 à 69 ans. Une prolongation jusqu'à 74 ans est recom-

mandée pour les femmes ayant déjà réalisé des mammographies de dépistage. L'intérêt d'un dépistage plus précoce (avant 50 ans) n'est pas démontré.
La lecture des clichés doit être réalisée par deux radiologues (double lecture).
En cas d'image suspecte, une biopsie radio-guidée est réalisée.

Cancer du côlon et du rectum

Le principe repose sur la détection de sang dans les selles, présent en quantité minime et invisible à l'œil nu. Ce saignement peut être provoqué par une lésion précancéreuse (polype adénomateux) ou un cancer.
La détection du sang se fait au moyen d'un test colorimétrique, l'*Hemocult*. Un test positif doit conduire à réaliser une coloscopie totale.
Les recommandations officielles sont de réaliser chez toutes les personnes sans facteur de risque particulier, un test *Hémocult* tous les 2 ans, de 50 à 74 ans.
L'utilisation de l'*Hémocult* diminue la mortalité par cancer.

6. Démarche diagnostique en cancérologie

Circonstances de découverte des cancers

Découverte fortuite

La tumeur est découverte lors d'un examen physique ou d'imagerie réalisé pour un autre motif (fréquent mode de découverte de tumeurs rénales).

Découverte par un examen de dépistage

Par exemple : frottis cervico-vaginal, mammographie…

Manifestations cliniques révélatrices

Tous les symptômes décrits dans les *Principales manifestations cliniques du cancer* (page 9) peuvent être révélateurs d'un cancer.
L'association de symptômes, qui pris séparément pourraient être bénins, est particulièrement évocatrice, par exemple :

- toux persistante et amaigrissement ;
- constipation récente et phlébite…

Le diagnostic positif de cancer

La preuve définitive de la nature cancéreuse repose presque toujours sur l'examen anatomopathologique d'une biopsie de la tumeur ou de la pièce d'exérèse chirurgicale.
Dans de rares situations cliniques bien codifiées, il est possible de se passer de l'examen anatomopathologique et d'affirmer le diagnostic sur un faisceau d'arguments cliniques, radiologiques et biologiques.
Ainsi le diagnostic de carcinome hépatocellulaire (cancer du foie) peut être affirmé chez un patient qui présente une cirrhose connue devant une tumeur du foie hypervascularisée avec une élévation importante du marqueur tumoral, l'α-fœto-protéine.

Le diagnostic d'extension du cancer

Il est indispensable de préciser l'extension du cancer afin de définir le traitement optimal :

- taille de la tumeur primitive et extension éventuelle aux organes de voisinage ;
- présence de métastases ganglionnaires, viscérales ou osseuses.

Le bilan d'extension

Il va être réalisé avant tout traitement, comprenant un examen clinique complet et des examens d'imagerie qui peuvent varier en fonction de la tumeur primitive :

- scintigraphie osseuse pour la recherche de métastases osseuses ;
- échographie et/ou scanner abdominal ;
- scanner thoracique ;
- scanner cérébral ;
- imagerie par résonance magnétique (IRM) indispensable pour apprécier l'extension locorégionale de certaines tumeurs (pelviennes, cérébrales).
- tomographie par émission de positons au 18-fluoro-déoxyglucose (TEP-scan, voir *La tomographie par émission de positons…*, page 37).

Classification du cancer en stade d'extension

Au décours de ce bilan, il est généralement possible de classer le cancer en stade d'extension. La classification la plus utilisée est celle dite « TNM ». Elle comprend trois éléments :

- T (pour tumeur) (T1 à T4) : définit la taille de la tumeur primitive et son extension locale. T1 correspond généralement à une petite tumeur confinée à l'organe et T4 à une tumeur qui envahit les organes de voisinage ;
- N (pour *lymph Nodes*) (N0 à N3) correspond à la présence d'adénomégalies détectables par des examens cliniques ou radiologiques. N0 correspond à l'absence d'adénomégalie détectable, N1 à un ganglion situé juste à proximité de l'organe atteint et N2 et N3 à des ganglions situés plus à distance ;
- M (pour métastases) : M0 correspond à l'absence de métastase osseuse ou viscérale, M1 à leur présence.

Les critères précis définissant chaque catégorie varient pour chaque tumeur primitive.

Les classifications en stades sont également fréquemment utilisées :

- *stade I* : tumeur limitée à l'organe initial, de petit volume, accessible à un traitement local curatif ;
- *stade II* : tumeur localement étendue pouvant bénéficier d'un traitement locorégional mais avec un risque d'extension métastatique ;
- *stade III* : tumeur locorégionale avancée, étendue aux organes de voisinage avec un risque métastatique important, dont l'exérèse complète est incertaine ;
- *stade IV* : tumeur métastatique ou très étendue avec de faibles chances de guérison.

Évaluation pronostique

Le pronostic est conditionné par :

- la tumeur elle-même : sa nature et son extension ;
- l'existence d'un syndrome cachectique ;
- le terrain.

Facteurs pronostiques liés à la tumeur

La nature du cancer : siège de la tumeur primitive et type histologique

Ces paramètres conditionnent l'évolution naturelle et l'existence de thérapeutiques médicales efficaces. Ainsi certains cancers sont très sensibles à la chimiothérapie et d'autres très peu.
Le degré de différenciation est également un facteur pronostique important, les tumeurs peu différenciées étant plus agressives et d'évolution plus rapide.

L'extension du cancer

Elle est définie par la classification TNM : taille de la tumeur, extension éventuelle aux organes de voisinage, présence de métastases ganglionnaires, osseuses ou viscérales.
Dans certains cancers, le taux de marqueur tumoral reflète la masse tumorale totale et est donc un facteur pronostique important. C'est le cas dans les cancers des testicules avec le taux d'α-fœto-protéine et celui de β-HCG.
Le siège des métastases est également un facteur pronostique important. Ainsi, les métastases hépatiques ou cérébrales sont généralement de plus mauvais pronostic.

La vitesse d'évolution de la tumeur

Elle peut être évaluée par le délai écoulé depuis l'apparition des premiers symptômes et le diagnostic. Elle peut également être prédite par le degré de différenciation de la tumeur et le nombre de cellules en division observé à l'examen anatomopathologique.

Facteurs pronostiques liés à un syndrome cachectique

Un indice de performance selon l'échelle de l'OMS supérieur ou égal à 2 définit un état général très altéré et est un facteur de très mauvais pronostic, quel que soit le cancer.
L'amaigrissement est également un facteur de mauvais pronostic, surtout lorsqu'il est supérieur à 10 % du poids antérieur.

Facteurs pronostiques liés au terrain

Présence de co-morbidités

Les co-morbidités correspondent à d'autres maladies retentissant sur l'état de santé du patient. Dans certains cas, elles peuvent rendre difficile, voire impossible la réalisation des traitements contre le cancer.
Ainsi, un patient atteint d'un cancer bronchique localisé ne peut pas subir l'ablation d'un poumon, seul traitement curatif, s'il présente déjà une insuffisance respiratoire post-tabagique.
Les co-morbidités sont particulièrement fréquentes chez les patients atteints de cancers liés à une intoxication chronique tabagique et/ou éthylique.

Difficultés psychosociales

Isolement physique et affectif, précarité, absence de projet de vie.
Elles peuvent également rendre la réalisation des traitements plus difficile et diminuer la combativité du patient.

Présentation en réunion de concertation pluridisciplinaire (RCP)

Le «plan cancer» prévoit que tout nouveau patient atteint de cancer doit bénéficier d'une présentation de son dossier par son médecin référent aux autres spécialistes (spécialistes d'organe, chirurgiens, cancérologues médicaux et spécialistes en radiothérapie) au cours de réunions pluridisciplinaires (RCP) afin de confirmer le diagnostic et d'établir une stratégie thérapeutique.
Cette proposition thérapeutique devra prendre en compte tous les éléments recueillis :

- diagnostic exact (localisation, type histologique);
- facteurs pronostiques liés à la tumeur et à son extension;
- terrain.

Pendant la phase du diagnostic

Interrogatoire du patient

Il est très important car de nombreux patients se confieront plus facilement à l'IDE qu'au médecin.

- Les symptômes : évaluer leur retentissement sur les actions de la vie courante (faire ses courses, faire sa toilette, s'habiller…) et sur les fonctions vitales (alimentation, sommeil, transit, respiration).
- Les antécédents personnels, traitement actuel.
- Les antécédents familiaux de cancers en permettant au patient d'évoquer des souvenirs douloureux qui peuvent avoir un retentissement sur son acceptation du traitement : proche ayant eu un cancer, ayant reçu une chimiothérapie…
- État nutritionnel : mesurer le poids et la taille, s'informer du poids « de forme » c'est-à-dire avant l'apparition des premiers symptômes. Cela permet de calculer l'indice de masse corporelle (poids/taille^2) et le pourcentage d'amaigrissement.
- Contexte social et affectif : demander au patient de désigner par écrit sa personne de confiance (la personne qui peut prendre des décisions à sa place s'il n'est pas en état de le faire), les liens affectifs (ceux qui comptent pour le patient) et les aidants (les personnes physiquement présentes auprès du patient et qui peuvent lui apporter une aide).

Surveillance et traitement de la douleur

Le traitement de la douleur doit être initié immédiatement sans attendre le diagnostic définitif.

- Évaluer son intensité par l'échelle EVA.
- Proposer régulièrement au patient les antalgiques prescrits « à la demande ».
- Prévention des douleurs iatrogènes (ponctions veineuses, ponction lombaire, sternale ou pleurale, biopsie) :
  - application d'un anesthésique local en crème (*Emla*) sous pansement occlusif au niveau du point de ponction prévu ;

– prémédication anxiolytique (*Atarax*, *Xanax*…) ;
– prévoir la prescription d'un antalgique systématique juste avant le geste : paracétamol, morphine…

Information du patient

Objectifs et modalités des examens complémentaires prescrits.

Proposer une aide psychologique, même si le patient n'a pas encore été informé du diagnostic de cancer.

Examens biologiques à envisager systématiquement

Hémogramme, hémostase, groupage sanguin avant la réalisation d'une biopsie.

Examen cytobactériologique des urines avant une cystoscopie, une biopsie de la prostate.

7. Annonce du diagnostic

L'annonce du diagnostic de cancer est un traumatisme psychique majeur.
Elle marque l'entrée dans une vie où il faudra composer avec la maladie. Le patient va souvent devoir renoncer, au moins temporairement, à certaines activités (professionnelles, sportives, familiales...), à certains projets. L'annonce du cancer va évoquer au patient des images de mort, de déchéance physique, de traitements longs et pénibles...
Une information mieux vécue et comprise facilitera une meilleure adhésion du patient à la proposition de soins et l'aidera à bâtir des stratégies d'adaptation à la maladie.
Le plan cancer a officialisé le rôle fondamental des IDE dans ce processus d'annonce.

Grands principes pour l'annonce du diagnostic

Ils s'appliquent aussi bien au médecin qu'à l'IDE.

Définir un temps et un lieu adaptés

Il s'agit d'un lieu calme, où l'on ne risque pas d'être dérangé. Le patient et le soignant doivent être assis.

Individualiser l'annonce

Au préalable de l'annonce, il faut « faire connaissance » avec le patient pour mieux apprécier sa vulnérabilité, son aptitude à faire face.
Il faut donc l'interroger sur l'existence de traumatismes antérieurs, les liens affectifs, ses priorités, son projet de vie.

- **Préciser d'abord ce que le patient sait déjà**
- **Informer progressivement**

L'information doit être progressive et entrecoupée de pauses. Ces silences permettent au patient de poser des questions, de réagir. Ils permettent aussi au soignant d'apprécier le retentissement de l'annonce sur le patient, y compris par la communication non verbale (pleurs, sidération, anxiété, colère...).
Il faut savoir s'arrêter si les informations déjà données paraissent trop traumatisantes.
Enfin, il faut montrer au patient que toutes les questions peuvent être posées.

Fixer rapidement un objectif de soins positif

Expliquer les bénéfices attendus du traitement, insister sur les aides dont il peut disposer.

L'annonce doit être accompagnée

Il faudra suivre les effets de l'annonce et éventuellement proposer une aide psychologique et/ou médicamenteuse : hyperémotivité, signes de dépression, nervosité, angoisse, cauchemars, insomnies…

Dispositif d'annonce du plan cancer

Afin d'améliorer les conditions d'annonce du diagnostic, un « dispositif d'annonce » a été mis en place dans le cadre du plan cancer.
Un des grands principes de ce dispositif est que l'annonce ne se résume pas à une consultation médicale isolée mais doit impliquer l'ensemble de l'équipe soignante, et en particulier les IDE.
Le dispositif d'annonce est construit autour de quatre temps.

Temps médical

Une ou plusieurs consultations vont permettre l'annonce du diagnostic, puis la proposition d'une stratégie thérapeutique définie lors d'une RCP.
À l'issue doit être remis au patient un programme personnalisé de soins (PPS) qui détaille les différents traitements, examens et consultations prévus.

Temps d'accompagnement soignant

Il est prévu comme un temps de consultation infirmière proposé systématiquement, mais non imposé, après chaque consultation médicale.
Le temps d'accompagnement a plusieurs objectifs :

- permettre au patient et/ou à ses proches de disposer d'un soignant disponible pour les écouter, reformuler certaines informations médicales ;
- orienter le patient vers d'autres professionnels :
  - le service social : un bilan social pour améliorer la qualité de vie du patient pendant les soins,
  - le psychologue ;
- informer sur les services rendus par les associations et les espaces de dialogue et d'information.

Accès à une équipe impliquée dans les soins de support

Elle inclut le service social, le psychologue, le kinésithérapeute…

Temps d'articulation avec la médecine de ville

Le médecin traitant doit être intégré dans le processus d'annonce car c'est souvent lui qui connaît le mieux le patient et ses proches. C'est également lui qui assurera les soins entre deux venues à l'hôpital.
Cette coordination avec la médecine de ville nécessite que :

- le médecin traitant soit informé en continu du diagnostic puis du projet et de l'évolution : cette information est délivrée par écrit par le médecin hospitalier mais aussi parfois par téléphone par un médecin ou l'IDE responsable du dispositif d'annonce ;
- le médecin traitant doit pouvoir contacter 24 h/24 le service référent du malade en cas de problème à domicile. Pour cela, le médecin traitant doit disposer des coordonnées des médecins hospitaliers et de l'équipe soignante ;
- le médecin traitant doit pouvoir hospitaliser son patient soit directement dans le service qui le suit soit, s'il n'y a pas de lit disponible, dans un service qui sera désigné par le service référent.

8. Examen anatomopathologique

Il s'agit de l'étude directe des tissus et des cellules qui les composent. C'est un examen fondamental pour la prise en charge des cancers.

Rôles de l'examen anatomopathologique

Confirmer le diagnostic de cancer

Dans la plupart des cas, l'examen anatomopathologique est indispensable au diagnostic positif du cancer.

Évaluer le pronostic

- En précisant le degré de différenciation de la tumeur, la proportion de cellules en division (index mitotique) ou la présence d'emboles tumoraux dans les vaisseaux.
- Dans certains cancers, un *grade histopronostique* est établi en prenant en compte ces différents critères. Les tumeurs sont alors généralement classées du grade 1 (tumeur de bas grade, peu agressive, de meilleur pronostic) au grade 3 (tumeur de haut grade, très agressive, de plus mauvais pronostique).
- L'examen anatomopathologique de la pièce opératoire permet également de préciser l'extension de la tumeur aux organes voisins et aux ganglions.

Contrôler la qualité de l'exérèse chirurgicale

Consiste à évaluer si la totalité des cellules cancéreuses a été enlevée en vérifiant que les limites de l'exérèse sont à distance des limites de la tumeur.
Si ce n'est pas le cas, il existe un risque très élevé de rechute.

Guider le choix des traitements

Par exemple en recherchant la présence de récepteurs hormonaux.

Les différents types de prélèvements

L'examen cytologique

- Il consiste à examiner au microscope des cellules isolées dont l'aspect peut être évocateur de malignité.

- L'examen cytologique peut être réalisé à partir de liquides d'épanchement (ascite, épanchement pleural...), par une ponction à l'aiguille fine (ganglion) ou par un frottis (exemple : frottis cervico-vaginal utilisé pour le dépistage du cancer du col).
- C'est un examen simple, réalisable sans anesthésie.
- Il ne permet pas de diagnostic de certitude de cancer : le diagnostic doit toujours être confirmé par un examen histologique.
- Si la cytoponction d'une tumeur ne retrouve pas de cellule cancéreuse, le diagnostic ne peut pas être éliminé, une biopsie doit être faite.

La biopsie

Elle consiste à prélever un fragment plus ou moins important de la tumeur. Elle permet un *examen histologique*, c'est-à-dire du tissu dans son ensemble.

Elle est réalisée avant le début du traitement pour confirmer le diagnostic, mais également établir des éléments pronostiques qui vont intervenir dans la décision thérapeutique.

Il existe plusieurs types de biopsie.

La biopsie chirurgicale

Il s'agit d'une véritable intervention chirurgicale permettant d'obtenir un fragment de la tumeur. Elle est utilisée le moins possible car elle implique souvent une anesthésie générale et surtout une incision des tissus. Elle est cependant la seule solution en cas de tumeur très profonde.

Cet examen peut également être réalisé juste avant l'ablation complète de l'organe atteint pour confirmer le diagnostic. Le résultat est alors donné en quelques minutes alors que le patient reste endormi : on parle *d'examen extemporané*.

La biopsie à la pince

Elle est utilisée en cours d'un examen clinique (tumeur du col de l'utérus ou de la cavité buccale) ou d'une endoscopie.

La ponction-biopsie à l'aiguille

La biopsie est guidée par un examen radiologique : échographie ou scanner. Une anesthésie locale est généralement suffisante.

Ce type de biopsie est contre-indiquée dans certaines localisations du fait du risque de disséminer des cellules cancéreuses sur le trajet de l'aiguille : cancer de l'ovaire, du rein ou du foie.

Examen de la pièce opératoire

L'examen macroscopique

Il consiste à examiner à l'œil nu la pièce opératoire pour préciser la taille de la tumeur, sa consistance, sa couleur et rechercher une extension aux organes voisins.
Au cours de cet examen, le médecin pathologiste va réaliser des prélèvements de différentes parties de la tumeur et des organes voisins qui vont être examinés au microscope.

L'examen microscopique

Il permet de confirmer les paramètres évalués sur les biopsies antérieures : nature de la tumeur et grade histopronostique.
En corrélation avec la macroscopie, il permet également de définir le stade d'extension et la qualité des marges d'exérèse.

Les études complémentaires

Dans quelques cas, l'examen standard au microscope ne permet pas un diagnostic. Des techniques spéciales sont alors utilisées : immunohistochimie, microscopie électronique, biologie moléculaire…

L'immuno-histo-chimie

Elle permet la détection dans les cellules tumorales de protéines caractéristiques d'un type tissulaire ce qui peut permettre d'identifier la tumeur primitive : l'antigène spécifique de prostate (PSA), la protéine TTF1 dans le cancer du poumon, la vimentine dans les sarcomes…
La recherche de certains marqueurs sur les cellules tumorales peut également permettre de prédire l'efficacité d'une thérapeutique particulière. Par exemple : la recherche des *récepteurs aux œstrogènes et à la progestérone* permet de prévoir l'efficacité d'une hormonothérapie dans le cancer du sein. L'hyper-expression de Her 2 conduit à proposer un traitement par anticorps anti-Her 2 (trastuzumab, *Herceptin*).

L'analyse moléculaire

Elle permet de rechercher une anomalie génétique spécifique (translocation, mutation, amplification…) au niveau de l'ADN des cellules tumorales. Cette analyse va permettre d'orienter vers un diagnostic et surtout de guider le traitement.
Elle est de plus en plus utilisée : en hématologie (lymphomes, leucémies aiguës), dans les cancers du côlon, du poumon...

9. Marqueurs tumoraux

Les marqueurs tumoraux sont des molécules produites par les cellules tumorales et dosables dans le sang.
À un marqueur correspondent un ou plusieurs types de cancer (tableau 4).
Leur dosage dans le sang peut avoir plusieurs intérêts.

Tableau 4. Principaux marqueurs tumoraux.

Marqueurs	**Indications**	**Intérêt**			
		Dépistage	*Diagnostic*	*Pronostic*	*Surveillance*
Antigène carcino-embryonnaire (ACE)	Tumeurs épithéliales	non	non	non	oui
α-fœto-protéine	Carcinomes hépatocellulaires	oui	oui	non	oui
	Tumeurs germinales	non	oui	oui	oui
Antigène prostatique spécifique (PSA)	Cancer de la prostate	oui	oui	oui	oui
CA 19-9	Cancer du pancréas	non	non	non	oui
CA 15-3	Cancer du sein	non	non	non	oui
CA 125	Cancer de l'ovaire	non	non	non	oui

Marqueurs	Indications	Intérêt			
		Dépistage	*Diagnostic*	*Pronostic*	*Surveillance*
Neuro specific enolase	Cancer bronchique à petites cellules	non	non	oui	oui
βHCG	Choriocarcinome	non	oui	oui	oui
Thyroglobuline	Cancer de la thyroïde	non	non	oui	oui
Thyrocalcitonine	Cancer médullaire de la thyroïde	oui	oui	oui	oui

Pour le diagnostic de cancer

La plupart des marqueurs ne sont pas spécifiques d'un cancer particulier et peuvent même être élevés dans des pathologies non tumorales : augmentation du CA 19-9 en cas d'ictère, du CA 125 au cours d'un épanchement des séreuses quelle que soit la cause.
Dans certains cas, le taux de marqueur peut rester normal alors qu'il existe un authentique cancer.
Un marqueur élevé ne permet donc jamais de porter avec certitude un diagnostic de cancer.
En règle générale, les marqueurs tumoraux sont donc peu utiles au diagnostic positif de cancer et ne doivent pas être systématiquement dosés dans cette indication.
Dans certaines situations, le dosage du marqueur peut être utile au diagnostic s'il est interprété en fonction du contexte clinique (tableau 4). Cependant, le diagnostic de cancer devra toujours être confirmé par l'examen anatomopathologique.

Une exception : le carcinome hépatocellulaire

Le diagnostic peut être affirmé chez un patient cirrhotique connu présentant une tumeur du foie hypervascularisée et une AFP élevée à plus de 400.

Dépistage d'un cancer

Les marqueurs utiles au diagnostic peuvent également être utilisés pour *le dépistage* du cancer.
Par exemple, chez un patient porteur d'une hépatite virale chronique, un dosage régulier de l'α-fœto-protéine permet la détection précoce du carcinome hépato-cellulaire.
Le PSA est très souvent utilisé pour le dépistage du cancer de la prostate chez l'homme de plus de 50 ans.

Pour l'évaluation du pronostic

Dans certains cancers, le taux de marqueur est proportionnel à la masse tumorale. Un taux élevé traduit alors une maladie étendue et un facteur de mauvais pronostic.
Exemple : AFP et HCG pour le suivi des tumeurs germinales du testicule.

Pour la surveillance

C'est la principale indication du dosage des marqueurs.

En cours de chimiothérapie ou d'hormonothérapie

L'évolution de leur taux permet d'évaluer l'efficacité du traitement : une diminution du taux traduit généralement l'efficacité.

Après traitement (chirurgie, radiothérapie, chimiothérapie...)

La persistance d'un taux de marqueur supérieur à la normale traduit généralement la persistance d'un reliquat tumoral et donc l'insuffisance des traitements.

Au cours de la surveillance post-thérapeutique

Une élévation du taux de marqueur peut traduire une rechute qui n'est pas encore détectable par les examens d'imagerie.

10. Scintigraphie osseuse

C'est l'examen de première intention pour la recherche de métastases osseuses.

Principes

- Injection intraveineuse d'un phosphonate marqué au technétium 99m qui est radioactif.
- Le phosphonate est capté par les cellules chargées de régénérer l'os, les ostéoblastes.
- Le technétium émet des rayons gamma détectés par une gamma caméra.
- Sur le cliché du squelette, les régions qui apparaissent hyperfixantes sont celles où l'activité des ostéoblastes est augmentée.
- Cette hyperactivité des ostéoblastes peut traduire la présence d'une métastase mais peut également être secondaire à un traumatisme, une infection...

En pratique

- Le patient ne doit pas être à jeun et il doit avoir bu abondamment.
- Après injection intraveineuse du traceur, le patient doit patienter environ deux heures, le temps que le traceur se concentre dans l'os.
- Un examen du corps entier par la gamma caméra est réalisé en 15 minutes.
- Le patient peut ensuite reprendre une activité et une alimentation normale.

Intérêts

Examen sensible pour la détection de métastases osseuses, il permet de visualiser l'ensemble du squelette.

Inconvénients/limites

Les hyperfixations ne sont pas spécifiques de métastases

Il est donc généralement nécessaire de réaliser un examen de confirmation centrée sur la zone hyperfixante : radiographie standard, scanner, IRM...

Interférences médicamenteuses

Certains médicaments peuvent gêner l'interprétation de la scintigraphie en diminuant la fixation du traceur sur l'os : les biphosphonates, la chimiothérapie ou l'hormonothérapie.
La scintigraphie n'est donc pas un bon examen pour le suivi de l'efficacité des traitements.

Contre-indication

La grossesse.

11. Tomographie par émission de positons au [^{18}F]-déoxyglucose (TEP-scan)

Principes

- Chez un sujet à jeun, les tissus normaux (excepté le cerveau et le cœur) n'utilisent plus le glucose sanguin alors que les cellules cancéreuses ne peuvent pas s'en passer.
- Le 18-fluoro-déoxyglucose est du glucose radioactif capté préférentiellement par les cellules cancéreuses.
- La radioactivité du glucose marquée est détectée par une caméra spécifique.
- La présence d'une zone hyperfixante dans le corps traduit généralement la présence de cellules malignes.
- La réalisation simultanée d'un scanner permet de localiser précisément la zone d'hyperfixation.

En pratique

- Le patient doit être à jeun depuis au moins 6 heures. Il peut cependant boire de l'eau ou toute autre boisson non sucrée. S'il est perfusé, il ne faut pas utiliser de soluté contenant du glucose.
- Un contrôle de la glycémie est systématique juste avant l'injection de produit radioactif pour vérifier l'absence de diabète décompensé.
- Après l'injection intraveineuse de 18-fluoro-déoxyglucose, le patient doit patienter environ une heure avant l'enregistrement des images qui dure une heure.
- Pendant tout l'examen, le patient doit rester allongé, au calme.

Intérêts

Il permet en un seul examen une évaluation du corps entier à la recherche de tumeurs malignes.

Il est utilisé principalement pour le bilan d'extension (recherche de métastases), en particulier des cancers du poumon, de l'œsophage, du col de l'utérus et des lymphomes.

Une hyperfixation n'est pas spécifique du cancer

Une hyperfixation n'est pas toujours en rapport avec le cancer et peut correspondre à un foyer infectieux et/ou inflammatoire.

Le TEP-scan peut rester normal au cours d'un cancer

Certaines tumeurs malignes à développement lent ne fixent pas ou peu : la normalité du TEP-scan ne permet donc pas d'éliminer le diagnostic de cancer.

Le TEP-scan ne permet pas l'exploration du cerveau

Le cerveau présente une hyperfixation diffuse physiologique. Dans le cadre du bilan d'extension du cancer du poumon, il faut donc toujours réaliser un scanner cérébral.

Les traitements anticancéreux peuvent modifier les résultats

Le TEP-scan peut être faussement positif après une intervention chirurgicale.
À l'inverse, il peut être faussement négatif après radiothérapie ou chimiothérapie.

Contre-indication

Le diabète déséquilibré car il peut fausser les résultats.
La grossesse.

12. Surveillance

Surveillance en cours de traitement

Suivi de l'efficacité

- Amélioration des symptômes, parfois retardée (1 mois voire plus après radiothérapie).
- Diminution du taux des marqueurs tumoraux.
- Examens radiologiques : réalisés généralement tous les 3 mois pendant une chimiothérapie, 3 à 6 mois après une intervention chirurgicale, 2 mois après la radiothérapie. L'efficacité de la chimiothérapie peut être évaluée par scanner en mesurant le diamètre de la ou des tumeur(s).

Suivi de la tolérance des traitements

- État général et activité.
- Toxicité aiguë et cumulative des traitements.
- Tolérance psychologique : anxiété, dépression, révolte.
- Maintien de l'équilibre social, familial, professionnel.

Surveillance post-thérapeutique

Son principal objectif est de détecter précocement une rechute afin d'en améliorer le pronostic. Ce n'est cependant pas le seul.

Diagnostic précoce des rechutes

Pour la majorité des cancers, les rechutes surviennent principalement dans les deux premières années. Pendant cette période la surveillance devra donc être très régulière : tous les 3 à 4 mois le plus souvent.
Elle pourra ensuite être espacée (tous les 6 mois jusqu'à la 5e année puis tous les ans) mais devra être poursuivie à vie.
Le diagnostic des rechutes repose avant tout sur l'examen clinique. L'indication des examens complémentaires est fonction du type de cancer. Dans certains cas, le dosage d'un marqueur tumoral peut être utile (voir *Les marqueurs tumoraux*, page 32).

Diagnostic d'un 2e cancer

On recherche plus précisément les cancers dont le risque est augmenté du fait de l'exposition à des facteurs de risque ou d'un terrain particulier : cancers liés au tabagisme chez un patient ayant déjà présenté un cancer du poumon, cancer du sein controlatéral ou de l'ovaire après un premier cancer du sein...

Diagnostic des séquelles des traitements

- Altération de la peau et des muqueuses par la radiothérapie.
- Après chimiothérapie : stérilité, ménopause précoce, hypertension artérielle, insuffisance cardiaque, fibrose pulmonaire.
- Cancer secondaire après radiothérapie et chimiothérapie.

Aide à la réinsertion sociale

- Reprise de l'activité professionnelle ou des études.
- Relation avec l'entourage.
- Proposition de psychothérapie, groupe de parole.

13. Principes généraux de la prise en charge thérapeutique

La prise en charge thérapeutique du patient atteint de cancer présente plusieurs aspects qui ne se limitent pas au traitement antitumoral lui-même.

Les traitements antitumoraux

Les traitements antitumoraux, dits également « spécifiques », visent à faire disparaître la masse tumorale de l'organisme ou à en freiner sa progression.

Les traitements locaux

La chirurgie

C'est le principal traitement du cancer. Très peu de cancers peuvent être guéris sans que la tumeur primitive soit enlevée chirurgicalement. La chirurgie du cancer obéit à certaines règles en particulier l'exérèse en un seul bloc de la totalité de la tumeur avec une marge de sécurité.

La radiothérapie

Elle peut être utilisée seule ou plus souvent en complément de la chirurgie.

Les traitements systémiques

Ils ont une action générale. Ils vont exercer leurs effets non seulement sur la tumeur primitive mais également sur des cellules métastatiques. Il en existe de nombreux types :

- chimiothérapie ;
- hormonothérapie ;
- thérapies ciblées agissant directement sur les cellules cancéreuses ou leur environnement (cellules immunitaires, vaisseaux).

Soins de support : prise en charge des symptômes et des complications liés au cancer

- Traitement de la douleur.
- Maintien de l'état nutritionnel ou correction d'une dénutrition.
- Prévention de la thrombose veineuse profonde par l'injection quotidienne d'une héparine de bas poids moléculaire (surtout chez les patients alités).
- Soutien psychologique.
- Mesures d'accompagnement socio-professionnel.

Prise en charge des complications des traitements : rôle de l'IDE

Éducation thérapeutique du patient

Le patient doit être informé des modalités de chaque traitement, de ses effets indésirables prévisibles et des mesures préventives pour en améliorer la tolérance.
C'est un rôle fondamental de l'IDE (voir *Annonce du diagnostic*, page 26) pour permettre au patient de mieux accepter son traitement.

Évaluation et traitement de la douleur

- En concertation avec l'équipe médicale, veiller à ce que le patient dispose d'un traitement antalgique adapté dès l'initiation de la prise en charge et sans attendre le diagnostic final.
- Évaluation pluriquotidienne de la douleur par une échelle visuelle analogique (EVA).
- Proposition au patient du traitement antalgique prescrit à la demande.

Évaluation de l'état nutritionnel

Poids, taille permettant d'évaluer l'indice de masse corporelle et le pourcentage d'amaigrissement (par rapport au poids avant le diagnostic de cancer).

Soutien psychologique pendant tout le temps de la prise en charge

Reformulation des informations données par le médecin, écoute, proposition d'aides psychologique, sociale, diététique

14. Chimiothérapie

On regroupe sous le terme de chimiothérapie anticancéreuse un ensemble de médicaments qui ont en commun de provoquer la mort des cellules cancéreuses en ciblant leur ADN.
Aucun de ces traitements n'est parfaitement spécifique des cellules malignes. Ils induisent donc des effets indésirables importants liés à leur action sur les cellules normales.

Principales indications de la chimiothérapie

Traitement adjuvant

Après une exérèse complète de la tumeur, la chimiothérapie adjuvante permet de détruire les micro-métastases et de diminuer le risque de rechute. Ce type de traitement est en particulier indiqué dans les cancers du sein et du côlon.

Traitement d'induction

Indiqué avant une chirurgie ou une radiothérapie lorsque l'extension importante de la tumeur rend impossible un traitement local ou contraint à une chirurgie très mutilante.
Le traitement est donc débuté par une chimiothérapie d'induction qui permet dans certains cas de réduire la taille de la tumeur et faciliter ainsi un traitement local conservateur.
Exemple : dans le cancer du sein, la chimiothérapie d'induction, dite aussi néo-adjuvante, peut permettre d'éviter la mastectomie.

En phase métastatique

La chimiothérapie a rarement un objectif curatif : cancer du testicule, certains cancers de l'enfant.
Le plus souvent elle permet d'augmenter l'espérance de vie et d'améliorer les symptômes en induisant une rémission transitoire mais sans permettre la guérison (cancers du sein, du côlon, de la prostate, du poumon…).

Modalités d'administration

La plupart des médicaments de chimiothérapie s'administrent par voie veineuse.
Pour faciliter et rendre plus sûre l'administration intraveineuse, celle-ci est de préférence faite *via* une voie veineuse centrale (voir page 54).

L'administration est discontinue : le traitement se fait généralement sur une journée (parfois 2 à 5 jours consécutifs) et est renouvelé toutes les deux à trois semaines. Chaque période de traitement est appelée *cycle*. La prescription se fait en nombre de cycles, qui définit la durée du traitement.

Règles de prescription

Pour minimiser au maximum le risque de toxicité et pour obtenir une efficacité optimale, la prescription et son exécution doivent être très précises.

Posologie

Elle est adaptée à la surface corporelle du patient, mesurée à partir de son poids et de sa taille. La prescription doit indiquer la posologie en mg (ou g) par m^2 et la dose totale qui va être administrée.

Nature du soluté utilisé pour la dilution

Généralement glucosé à 5 % ou sérum physiologique. L'oxaliplatine précipite avec le sérum physiologique.

Durée de la perfusion

Un raccourcissement ou surtout un allongement de la durée de perfusion peuvent considérablement augmenter la toxicité.

Intervalle entre chaque cycle

S'il est diminué, il existe un risque accru de toxicité mais l'efficacité peut être diminuée s'il est allongé.

Principales contre-indications

Grande altération de l'état général

On considère généralement qu'un patient alité plus de 50 % de la journée ne peut recevoir de chimiothérapie (indice OMS de 3 ou plus) sauf s'il s'agit d'un cancer très chimiosensible (cancer du testicule, hémopathie).

Infection non contrôlée par un traitement antibiotique

Risque d'aggravation de l'infection en cours de chimiothérapie.

Déficience d'un organe

Fonction du médicament utilisé et de ses toxicités.
Exemple : les anthracyclines peuvent induire une insuffisance cardiaque. Elles sont donc contre-indiquées en cas d'insuffisance cardiaque préexistante, au risque de l'aggraver.

Principaux effets indésirables

La toxicité associe des effets communs à tous les agents de chimiothérapie et des toxicités spécifiques de chaque médicament.

Les toxicités aiguës

- Elles se manifestent de quelques heures à quelques jours après la chimiothérapie.
- La plupart des toxicités aiguës sont communes à tous les agents de la chimiothérapie mais leur intensité varie d'un médicament à l'autre.
- La toxicité aiguë s'exerce en particulier sur les tissus à renouvellement rapide : cellules sanguines (globules blancs, plaquettes, globules rouges), muqueuses (buccale et digestive surtout), peau et cellules des follicules pileux.

L'asthénie

- Effet très fréquent mais d'intensité très variable d'un patient à l'autre.
- Elle est généralement maximum une semaine après la chimiothérapie.
- Elle a tendance à se majorer au fur et à mesure de la répétition des traitements.

Nausées et vomissements

- C'est un effet secondaire fréquent et très redouté par les patients.
- L'intensité des nausées-vomissements varie beaucoup d'un médicament à l'autre. Les produits de chimiothérapie peuvent être ainsi classés en faiblement, moyennement ou fortement émétisant (tableau 5).
- On distingue les nausées-vomissements immédiats, retardés et anticipés.

Tableau 5. Pouvoir émétisant des principaux médicaments de chimiothérapie.

Faible	**Intermédiaire**	**Élevé**
Vinorelbine	Irinotécan	Cisplatine
5-Fluoro-uracile	Topotécan	Cyclophosphamide
Méthotrexate	Taxanes	Ifosfamide
Bléomycine	Étoposide	Anthracyclines
Gemcitabine		Cytarabine

Les nausées et vomissements immédiats

- Ils surviennent dans les 24 premières heures qui suivent la chimiothérapie.
- Ils sont plus fréquents et plus intenses sur certains terrains : sujet jeune, anxiété, antécédent de vomissements lors d'une chimiothérapie précédente ou antécédent de mal des transports.
- Les vomissements immédiats sont généralement bien prévenus par les médicaments anti-émétiques.
- Les nausées sont plus difficiles à contrôler et peuvent être responsables d'une anorexie qui va participer à la dénutrition du patient.

Les nausées et vomissements retardés

- Ils surviennent au-delà de 24 heures et peuvent se prolonger plusieurs jours.
- Ils s'observent surtout après traitement par cisplatine.
- Leur traitement est plus difficile.

Les nausées et vomissements anticipés

- Ils surviennent avant même l'administration de la chimiothérapie.
- Il s'agit en fait d'un réflexe conditionné survenant chez un patient qui a subi des vomissements intenses lors d'une chimiothérapie précédente.
- Les nausées-vomissements anticipés sont plus fréquents sur un terrain anxieux.

Toxicité hématologique

Elle est due à un effet de la chimiothérapie sur les cellules de la moelle osseuse chargées de renouveler les cellules sanguines circulantes : globules blancs, globules rouges et plaquettes.

La baisse des globules blancs (leucopénie)

- Elle concerne surtout les polynucléaires neutrophiles (neutropénie) et survient 5 à 7 jours après la chimiothérapie.
- Un taux de polynucléaires neutrophiles inférieur à 500/mm^3 est associé à un risque très augmenté d'infection bactérienne ou fongique grave. La survenue d'une fièvre chez un patient neutropénique est une urgence thérapeutique (voir *Neutropénie fébrile chimio-induite*, page 58).
- Le taux de polynucléaires neutrophiles revient à la normale 2 à 3 semaines après la chimiothérapie.

La baisse des plaquettes (thrombopénie)

- Elle suit l'évolution de la leucopénie mais est plus rare.
- Elle est responsable d'un risque d'hémorragie surtout si le taux de plaquettes est inférieur à 20 000/mm^3.

La baisse des globules rouges (anémie)

- Elle est progressive : le taux d'hémoglobine diminue au fur et à mesure de la répétition des traitements et ne remonte pas ou peu après chaque cycle.

Toxicité muqueuse

Au niveau de la muqueuse buccale

- La chimiothérapie est responsable d'aphtes et d'abrasions qui entraînent des douleurs et des difficultés pour s'alimenter : on parle de mucite ou de stomatite.
- La muqueuse altérée peut facilement être surinfectée par le *Candida albicans* ou le virus herpétique. Ces infections majorent encore l'intensité des symptômes.

Au niveau de la muqueuse digestive

- La chimiothérapie est responsable d'une diarrhée qui peut se compliquer d'une déshydratation et de déséquilibres ioniques.

Alopécie

- L'alopécie est un effet secondaire très redouté des patients. Son impact psychologique est majeur. Il est le signe extérieur du patient cancéreux, sous chimiothérapie.
- L'alopécie chimio-induite débute généralement un mois après l'initiation de la chimiothérapie.
- Elle peut être incomplète ou totale.
- Elle touche les cheveux mais aussi parfois les poils.
- Elle est toujours réversible : la repousse survient entre un et deux mois après la fin des chimiothérapies.
- La fréquence de l'alopécie chimio-induite est fonction des médicaments utilisés et des doses (tableau 6).

Tableau 6. Risque d'alopécie pour les principaux médicaments anticancéreux.

Risque élevé	Risque modéré	Risque faible	Risque nul
Anthracyclines	Cytarabine	Carboplatine	Cisplatine
Taxanes	Méthotrexate	5-Fluoro-uracile	Gemcitabine
Cyclophos-phamide	Vinorelbine	Bléomycine	
Ifosfamide			

Toxicité veineuse

- Certaines chimiothérapies altèrent la paroi des veines : les veines deviennent dures, douloureuses et difficiles à ponctionner.
- Si le produit passe accidentellement à l'extérieur de la veine (extravasation), il peut entraîner une nécrose des tissus.
- Cette complication est gravissime : elle rend nécessaire l'utilisation d'une voie veineuse centrale et une surveillance continue de la perfusion.
- Les produits les plus veinotoxiques sont les anthracyclines, les taxanes et les alcaloïdes de la Pervenche.

Les toxicités tardives

- Elles sont dues à l'altération de tissus à renouvellement lent : rein, cœur, poumon gamètes et tissu nerveux.
- Elles sont généralement spécifiques d'un médicament ou d'une famille de médicaments.
- Elles se manifestent cliniquement après plusieurs cycles de chimiothérapie voire plusieurs mois après la fin du traitement.
- Elles peuvent être irréversibles.

La toxicité gonadique

- Elle est responsable d'une stérilité, voire chez la femme d'une ménopause précoce. Le risque est dépendant du type de chimiothérapie utilisée (risque maximum avec les agents alkylants), de la dose et de la durée de cette chimiothérapie.

L'effet mutagène

- L'effet mutagène des cytotoxiques expose à un effet tératogène (risque de malformation) chez la femme enceinte (principalement au premier trimestre de la grossesse) et à des leucémies aiguës, dites secondaires, en particulier avec les alkylants, l'étoposide et les anthracyclines. Ces leucémies secondaires sont de très mauvais pronostic.

Prise en charge d'un patient sous chimiothérapie : rôle de l'IDE

Avant le premier cycle de chimiothérapie

Éducation thérapeutique du patient : principaux effets secondaires attendus et mesures préventives (voir fiches correspondant à chaque médicament).

Interrogatoire du patient :
- recherche des contre-indications à la chimiothérapie prévue ;
- prise de médicaments susceptibles d'interférer avec la chimiothérapie ;
- terrain anxieux et antécédents de mal de transport : risque accru de nausées-vomissements.

Avant chaque nouveau cycle de chimiothérapie

Il faut interroger le patient pour connaître les effets secondaires observés lors du traitement précédent :
- la survenue d'un effet secondaire grave pourrait contre-indiquer la reprise du traitement ou nécessiter la diminution des doses ;
- il faut passer en revue les principaux symptômes pouvant être induits par la chimiothérapie : fatigue, nausées-vomissements, fièvre, douleurs buccales, diarrhée, constipation, fourmillement ou insensibilité des extrémités ;
- l'intensité de chaque symptôme est évaluée en faisant préciser son retentissement fonctionnel (sur la prise d'aliment, le sommeil, les activités quotidiennes…) et les mesures éventuellement prises.

Conditions pour l'administration de la chimiothérapie

- Absence de toxicité sévère ou associée à un retentissement fonctionnel lors du cycle précédent.
- Conditions cliniques : apyrétique, pression artérielle et fréquence cardiaque dans les limites de la normale.
- Avant chaque cycle de chimiothérapie, il faut réaliser au minimum un hémogramme avec formule sanguine et une évaluation de la fonction rénale par un dosage de la créatinémie.

Nausées-vomissements.
Complications hématologiques : voir *Neutropénie fébrile chimio-induite*, page 58.

Fièvre

- Elle se définit par une température corporelle supérieure ou égale à 38,3 °C une fois ou une température supérieure à 38 °C lors de deux mesures faites à 1 heure d'intervalle.
- Chez un patient recevant une chimiothérapie, la survenue d'une fièvre impose toujours une consultation médicale immédiate, au besoin *via* le service des urgences, et la réalisation d'un hémogramme.
- Le diagnostic à évoquer en priorité est la neutropénie fébrile : voir *Neutropénie fébrile chimio-induite*, page 58.
- Lorsque la fièvre survient dans les 24 heures qui suivent la chimiothérapie, elle est le plus souvent induite directement par la chimiothérapie et ne nécessite aucun traitement en dehors du paracétamol.

Mucite

- La surinfection des muqueuses doit être prévenue par l'utilisation de bains de bouche à base de bicarbonate de sodium.
- Par exemple : une solution de bicarbonate à 1,4 % est le plus souvent utilisée, bain de bouche à répéter 3 fois par jour.

Alopécie

- Prévention par l'utilisation d'un casque réfrigérant : il doit être posé avant le début de la chimiothérapie et être maintenu pendant tout le temps de la perfusion.
- Pour rester efficace, il doit être changé toutes les 30 minutes.
- Il n'est pas toujours supporté par les patients et son efficacité est limitée pour les perfusions longues (une heure ou plus) ou à très fortes doses.
- Quand l'alopécie s'installe : proposer aux patients de couper leurs cheveux afin que leur perte paraisse moins importante, suggérer quelques moyens simples pour masquer celle-ci : foulard, turban, bonnet, chapeau et autres couvre-chefs mais surtout, prothèse capillaire.
- La prothèse capillaire doit être proposée avant que l'alopécie ne soit complète afin que le patient puisse choisir une perruque proche de sa coiffure habituelle. Elle est partiellement remboursée par l'assurance maladie et les mutuelles.

15. Radiothérapie

La radiothérapie est l'utilisation de *radiations ionisantes* à visée thérapeutique. Elle est utilisée dans le traitement de plus de la moitié des cancers, le plus souvent en association avec la chirurgie et/ou la chimiothérapie.
On distingue :
- *La radiothérapie externe* : la source radioactive est placée à l'extérieur du patient.
- *La curiethérapie* : la source radioactive est placée au contact du volume à traiter.

Rayonnements

Plusieurs types de rayonnement peuvent être utilisés en radiothérapie externe :
- *Les rayonnements électromagnétiques,* constitués de photons : les plus utilisés. Ils sont généralement produits par un accélérateur à particules.
- *Les rayonnements particulaires* : électrons, neutrons et protons d'utilisation plus rares.

Radiothérapie externe

Indications

À visée curative ou de rémission prolongée

- Radiothérapie seule : certains cancers ORL, cancer de la prostate.
- En association avec la chimiothérapie (chimio-radiothérapie) : cancers du poumon, du col de l'utérus, du rectum.
- Après une chirurgie pour diminuer le risque de rechute : cancer du sein, de l'endomètre.

À visée palliative pour soulager des symptômes

- Métastases osseuses (couleurs, compressions médullaires).
- Métastases cérébrales.
- Tumeur hémorragique pour arrêter un saignement.

Déroulement de la radiothérapie externe

L'irradiation de l'organe cible est réalisée en plusieurs séances, appelées fractions.
On réalise généralement une séance par jour, 5 jours sur 7.
La dose de radiothérapie est mesurée en GRAY (Gy). La dose par séance est généralement de 2 Gy.
La dose (30 à 60 Gy) et la durée de la radiothérapie (2 à 6 semaines) sont fonction de l'indication et de l'organe irradié :

- 30 Gy en 2 semaines pour une irradiation antalgique;
- 60 Gy en 6 semaines pour une irradiation curative.

Mise en œuvre

Afin de limiter au maximum les effets secondaires tout en permettant une efficacité maximale sur les cellules tumorales, le volume à irradier, appelé *volume cible* doit être précisément défini. Ce volume cible sera par exemple la tumeur, une marge de sécurité autour de la tumeur et les aires ganglionnaires de drainage.
Le volume cible doit être repéré au sein même du patient. Pour cela, il faut mettre en place un *système de contention* dans lequel le patient sera immobilisé, permettant de s'assurer que l'irradiation est toujours réalisée exactement dans le même volume à chaque séance.
Avant de débuter la radiothérapie, le rayonnement est ciblé précisément dans le volume à traiter. Cette étape nécessite la réalisation d'un scanner : on parle de *centrage*. Des marques repères sont dessinées sur la peau du patient correspondant à la région traitée.

Effets indésirables

On distingue les effets indésirables précoces et les effets tardifs :

Les effets précoces

Ils sont la conséquence d'une atteinte des tissus à renouvellement rapide : peau, muqueuse et moelle osseuse.
Ils sont observés en cours d'irradiation et dans les jours qui suivent et sont fonction de la topographie de l'irradiation.
Ces effets aigus guérissent sans séquelles sous traitement symptomatique.

- *Peau* : erythème puis épithélite exsudative.
- *Thorax* : œsophagite (douleurs à déglutition, dysphagie).
- *ORL* : stomatite, perte du goût, arrêt de la sécrétion salivaire.
- *Abdomen* : nausées, vomissements, diarrhée.
- *Pelvis* : cystite (brûlures urinaires, mictions fréquentes, rectite).

Les effets tardifs

Ils apparaissent plusieurs mois à quelques années après la fin de l'irradiation et sont irréversibles :

- *Thorax* : sténose de l'œsophage, destruction du poumon irradié, sténose d'une artère coronaire.
- *Abdomen* : sténose de l'intestin grêle.
- *Pelvis* : petite vessie (mictions fréquentes), sténose du rectum, du vagin, rectorragies…

Cancer secondaire en zone irradiée.

La curiethérapie

On en distingue deux types :

La curiethérapie interstitielle

La source radioactive est implantée au sein même de la tumeur. *Exemples* : cancer de prostate, certains cancers ORL.

La curiethérapie de contact

La source radioactive est appliquée contre le volume ou l'organe à irradier. *Exemple* : curiethérapie du col de l'utérus qui utilise une source radioactive placée dans le vagin au contact du col.

La curiethérapie peut être administrée de deux façons

La curiethérapie à bas débit de dose

La source radioactive doit être laissée en place quelques jours et le patient doit être hospitalisé en chambre protégée.

La curiethérapie à haut débit de dose

Elle permet un traitement rapide sans hospitalisation.

16. Utilisation d'une chambre à cathéter implantable (CCI)

Description de la chambre à cathéter implantable

La CCI est composé de deux parties :

La chambre implantable

Elle va être placée sous la peau, généralement sur le thorax, juste sous la clavicule.
Il s'agit d'un cylindre creux d'environ 2,5 cm de diamètre et 1,3 cm d'épaisseur.
Elle est en acier inoxydable. Une de ses faces est constituée par une membrane en silicone, appelée septum, qui peut être traversée par une aiguille. Le septum est juste sous la peau.

Le cathéter

Il est relié à la chambre implantable par un système de verrouillage.
Son extrémité est placée dans la veine cave supérieure juste au-dessus de l'oreillette droite.
Ce système permet donc de réaliser une perfusion dans une veine de gros calibre en piquant à travers la membrane de la chambre implantable.

Intérêts de l'utilisation de la CCI

La CCI est utilisée principalement en cancérologie pour l'administration de chimiothérapies anti-tumorales mais également pour la réalisation d'alimentations parentérales. Les intérêts sont multiples :

Préserver le capital veineux des patients

La perfusion dans une veine de gros calibre (veine cave) diminue le risque de toxicité pour les parois veineuses. Au niveau des veines périphériques, la réalisation d'une chimiothérapie entraîne rapidement une sclérose des veines qui deviennent non ponctionnables.
Il n'est pas nécessaire de repiquer le patient à chaque injection.

Améliorer le confort des patients

Pas de douleurs occasionnées par des ponctions veineuses répétées. La traversée de la peau pour atteindre la chambre implantable est

généralement peu douloureuse et la douleur peut être prévenue par l'application d'un anesthésique local.
Pendant la perfusion, les mains du patient sont libres. Il peut se déplacer plus facilement.

Améliorer la sécurité de la perfusion

La CCI diminue le risque d'extravasation mais ne le supprime pas complètement : une surveillante étroite de la perfusion reste nécessaire.
Elle diminue également le risque infectieux par rapport à l'utilisation d'un cathéter central dont l'extrémité est à l'extérieur du patient.

Conditions de pose

Vérification du bilan d'hémostase et de la numération plaquettaire.
Arrêt des traitements anti-agrégants et anti-coagulants (l'aspirine à visée cardiovasculaire ou un anticoagulant à dose préventive peut être maintenu).
Le patient doit être capable de supporter la position allongée sur un plan dur pendant au moins 30 minutes : prévoir si besoin l'administration d'un antalgique avant la pose.
Pose du cathéter et de la chambre implantable réalisés par un anesthésiste ou un chirurgien.
Au bloc opératoire, dans des conditions d'asepsies chirurgicales.
Sous anesthésie locale.
La bonne position de l'extrémité du cathéter est vérifiée par la réalisation d'une radiographie.
Le médecin réalise la première injection dans la chambre implantable.
Si le traitement doit être commencé dans les jours qui suivent la pose, une aiguille doit être laissée en place car un œdème peut se développer secondairement qui empêchera la ponction la première semaine.

Conditions d'utilisation

« L'IDE est habilitée à accomplir sur prescription médicale la surveillance, les injections (à l'exception de la première) et perfusions des cathéters veineux centraux et de montages d'accès vasculaires implantables mis en place par un médecin » (décret du 15/03/1993).
Un anesthésique local type *Emla* peut être appliqué une heure avant la perfusion sur la peau.
Vérifier le bon état de la peau en regard de la chambre implantable.

Conditions rigoureuses d'asepsie.
Utilisation obligatoire d'aiguilles spécifiques : aiguilles de Huber ou aiguilles Gripper. Ces dernières sont utilisées pour les perfusions et doivent être changées tous les 7 jours.
Toujours utiliser des seringues de volume supérieur ou égal à 10 mL.

Complications/précautions d'utilisation

Infections

Infection du cathéter

Le patient présente une fièvre isolée. Le diagnostic repose sur la réalisation d'hémocultures sur la CCI et sur une veine périphérique : le germe est identifié uniquement sur les hémocultures obtenues sur la CCI.
Le traitement initial repose sur une antibiothérapie intraveineuse (utilisation d'une veine périphérique). La CCI ne doit plus être utilisée. Certaines équipes réalisent un « verrou antibiotique » qui consiste en une injection d'antibiotique dans la chambre implantable.
En fonction du germe en cause, l'ablation de la CCI peut être nécessaire.

Infection cutanée en regard de la chambre implantable et/ou du cathéter

La fièvre est généralement absente.
L'utilisation de la CCI est formellement contre-indiquée.
Un traitement local peut suffire si l'infection est limitée mais l'ablation de la CCI est souvent nécessaire.

Obstruction de la chambre implantable et/ou du cathéter

Se manifeste par l'impossibilité de perfuser et l'absence de reflux.
Conduite à tenir :
- Ne pas chercher à injecter de force ;
- Faire une radiographie de thorax pour vérifier la bonne position du cathéter ;
- Demander une opacification du cathéter pour visualiser l'obstruction.

Deux types d'obstruction :

Par un caillot (suite par exemple à un reflux)

L'injection de très petites doses d'un fibrinolytique (Urokinase) peut être efficace.

Précipitation d'un soluté ou d'un médicament

L'obstruction est irréversible, la CCI doit être changée.

Thrombose veineuse

La présence du cathéter favorise la survenue de thromboses veineuses. Elle se manifeste par un gonflement du bras et un ralentissement des perfusions voir une obstruction du cathéter.
Le diagnostic repose sur l'échographie-doppler ou la cavographie.
Il faut débuter rapidement un traitement anticoagulant. L'ablation de la CCI n'est pas systématique si elle reste fonctionnelle et est nécessaire au traitement.

Extravation

Elle peut entraîner avec certains produits (anthracyclines, alcaloïdes de la Pervenche, taxanes) des lésions cutanées et sous-cutanées très importantes.
Exceptionnellement, elle est due à une désinsertion du cathéter du fait d'une rupture du système de verrouillage qui peut avoir été occasionnée par une injection sous trop haute pression (utilisation d'une seringue de moins de 10 mL).
Plus souvent, l'extravasation est due à une aiguille mal fixée qui s'échappe du septum lors d'un mouvement du bras du patient.

17. Neutropénie fébrile chimio-induite : traitement et prévention

Diagnostic

- Se présente comme une fièvre sans point d'appel infectieux chez un patient ayant reçu une chimiothérapie une à deux semaines auparavant.
- Le diagnostic est confirmé par l'hémogramme qui retrouve un taux de polynucléaires neutrophiles inférieur à $500/mm^3$.
- Il s'agit d'une urgence thérapeutique car en l'absence de polynucléaires neutrophiles l'infection peut évoluer en quelques heures vers le choc septique et le décès.

Examens complémentaires

- Bilan infectieux :
  - deux hémocultures réalisées immédiatement sur milieu aérobie sur la chambre implantable et sur une veine périphérique ;
  - examen cytobactériologique des urines, radiographie de thorax ;
  - uniquement sur signe clinique : prélèvement de gorge (mucite), coproculture (diarrhée).
- Évaluation du retentissement général : ionogramme sanguin, créatinémie, bilan hépatique
- Bilan pré-transfusionnel : phénotype érythrocytaire (deux déterminations), recherche d'agglutinines irrégulières.

Traitement

Hospitalisation

Elle est la règle mais peut cependant être évitée s'il n'existe aucun signe de gravité et que le patient vit à proximité de l'hôpital et est entouré.

Antibiothérapie

- Elle doit être amorcée immédiatement après la réalisation des examens bactériologiques.

- Il s'agit le plus souvent d'une monothérapie administrée par voie intraveineuse. Un aminoside (amikacine) est ajouté en cas de signe de gravité.
- Elle peut être interrompue après deux jours d'apyrexie et si les polynucléaires neutrophiles sont supérieurs à 500/mm^3 et si les hémocultures restent négatives.

Mesures associées

- Bains de bouche en cas de mucite; anticoagulation préventive si alitement.
- Transfusions :
  - concentré plaquettaire si taux < 15 000 ou présence d'une hémorragie;
  - culots globulaires principalement en fonction de la tolérance clinique, systématiques si taux d'hémoglobine < 7,0 g/dL.

Mesures d'isolement

Isolement simple, généralement suffisant : chambre seul, port de bavettes pour les visites, lavage des mains.
Si neutropénie prévisible > 7 jours (chimiothérapie pour leucémie aiguë) : chambre à pression positive ou à flux laminaire, décontamination digestive.

Surveillance

Hémodynamique, température, diurèse/4 à 6 heures.

Prévention

Diminution des doses de chimiothérapie lorsque la chimiothérapie n'a pas d'objectif curatif.
Prescription de facteurs de croissance granulocytaires : G-CSF (*Neupogen, Granocyte*) :
- diminue la durée et la profondeur de la neutropénie;
- diminue le risque de neutropénie fébrile;
- une injection sous-cutanée pendant 5 à 7 jours à débuter 2 à 3 jours après la fin de la chimiothérapie;
- forme retard : *Neulasta*, une injection unique le lendemain de la chimiothérapie;
- effet indésirable : douleurs osseuses, en particulier au niveau du bassin;
- indications :
  - d'emblée si chimiothérapie à forte dose faisant un risque élevé de neutropénie fébrile,
  - après la survenue d'un premier épisode de neutropénie fébrile.

PARTIE

Cancers uro-gynécologiques

18. Cancer du sein

Épidémiologie

Incidence

À la fois le cancer le plus fréquent et la première cause de décès par cancer chez la femme : plus de 50 000 nouveaux cas par an en France et plus de 11 000 décès.
Au cours de sa vie, une femme sur 11 présentera un cancer du sein.
75 % des cas sont diagnostiqués après 50 ans.

Prédisposition familiale

Environ 5 % des cancers du sein seraient attribuables à la transmission héréditaire d'un gène de susceptibilité.
Les deux gènes les plus fréquemment en cause sont BRCA1 et BRCA2.
90 % des femmes porteuses du gène muté présenteront un cancer du sein. Il existe également un risque accru de cancer de l'ovaire.
Une prédisposition génétique doit être suspectée devant :

- des antécédents familiaux de cancer du sein, surtout s'ils concernent la mère ou une sœur;
- antécédents personnels ou familiaux de cancer de l'ovaire;
- cancer survenu à un âge jeune (avant 40 ans);
- cancer du sein bilatéral.

Une consultation d'oncogénétique est alors recommandée pour proposer une recherche du gène muté chez la patiente et sa famille (sœurs, filles).

Facteurs de risque non génétiques

- Nulliparité (aucune grossesse menée à terme) ou première grossesse menée à terme après l'âge de 30 ans.
- Le traitement hormonal substitutif de la ménopause, surtout si poursuivi plus de 10 ans.
- Une alimentation riche en graisse et pauvre en fruits et légumes ainsi que l'obésité augmentent le risque de cancer du sein.
- L'allaitement prolongé (plus de 6 mois) diminue au contraire le risque de cancer du sein.

Anatomopathologie

Type histologique

Le cancer du sein est habituellement un adénocarcinome développé aux dépens du tissu glandulaire.
Le carcinome canalaire infiltrant en est le sous-type le plus fréquent. Le carcinoma lobulaire est un type plus rare.

Extension

- Dans le sein : extension à la peau et au plan profond (muscle pectoral).
- L'atteinte ganglionnaire débute dans le creux axillaire de bas en haut puis peut atteindre le creux sus-claviculaire. L'atteinte des ganglions mammaires internes (entre les côtes, le long du bord du sternum) est également possible.
- Les métastases à distance (os, poumon, foie) sont très rares au diagnostic mais peuvent apparaître plusieurs années après le traitement initial.

Diagnostic

Circonstances de découverte

- Le plus souvent, palpation par la patiente elle-même d'un nodule du sein, dur et indolore.
- De plus en plus fréquemment la tumeur est découverte sur une mammographie de dépistage et n'est pas palpable cliniquement.
- Parfois, la tumeur du sein est négligée, voire cachée par la patiente : volumineuse tumeur déformant le sein, envahissant la peau et fixée à la paroi thoracique.
- Tumeur du sein inflammatoire apparue en quelques jours : sein augmenté de volume, rouge, chaud et douloureux. Il s'agit d'une forme de très mauvais pronostic.

Diagnostic positif

La mammographie

C'est l'examen radiologique de première intention devant un nodule du sein.
Elle est toujours bilatérale et comparative :

- peut montrer un aspect typique de cancer du sein. En cas d'aspect douteux, intérêt de contrôler la mammographie à 3 mois : une augmentation de taille est très évocatrice de cancer;
- la mammographie recherche également des lésions infracliniques (non palpables).

L'examen cytologique de la tumeur

- Consiste à prélever quelques cellules par ponction de la tumeur avec une aiguille fine.
- Intérêt : examen peu douloureux, réalisable en consultation.
- S'il montre des cellules d'aspect cancéreux, il permet d'affirmer le diagnostic avec une quasi-certitude.
- Le fait qu'il soit négatif ne permet pas d'éliminer le diagnostic de cancer.

L'examen anatomopathologique

La biopsie de la tumeur est indispensable dans tous les cas dès lors que le diagnostic de cancer du sein est suspecté. Elle peut se faire par voie percutanée sous anesthésie locale. Elle :
- apporte le diagnostic de certitude;
- précise le pronostic : degré de différenciation de la tumeur, fréquence des divisions cellulaires…
- guide la thérapeutique en permettant la recherche de récepteurs pour les hormones (œstrogènes et progestérone) et de la protéine HER2 sur les cellules cancéreuses.

Traitement

Principes du traitement

Le traitement du cancer du sein localisé comprend généralement deux étapes :
- un traitement local permettant une éradication totale de la tumeur, qui associe chirurgie et radiothérapie;
- un traitement systémique adjuvant qui vise à détruire les micro-métastases non détectables et qui utilise la chimiothérapie et/ou l'hormonothérapie.

Les traitements locaux

La chirurgie

Deux types d'interventions chirurgicales sont possibles :
- *le traitement conservateur* : consiste à enlever uniquement la tumeur (tumorectomie). Ce type de traitement ne peut être réalisé que pour les petites tumeurs inférieures à 3 cm. L'examen histologique devra vérifier que la résection est complète (marges passant en zone saine);
- *la mammectomie* : c'est l'exérèse de la totalité de la glande mammaire. Une reconstruction mammaire pourra secondairement être proposée.

Un curage axillaire (exérèse des ganglions du creux axillaire) du même côté est toujours associé. Sa principale complication est le lymphœdème du bras (œdème du bras, impotence, douleurs).
Parfois, il est possible d'enlever uniquement le ganglion « sentinelle », c'est-à-dire le premier ganglion du creux axillaire qui draine la tumeur. S'il n'est pas envahi, il n'est pas nécessaire d'enlever les autres ganglions.

La radiothérapie

L'irradiation externe du sein (ou de la paroi thoracique en cas de mammectomie) et des aires ganglionnaires est généralement réalisée en post-opératoire.
Ces principales complications sont :
- immédiates : érythème, épithélite exsudative au niveau du sillon sous-mammaire ;
- retardées : fibrose sous-cutanée responsable d'une déformation du sein, toxicité cardiaque si irradiation du sein gauche.

Les traitements systémiques

La chimiothérapie

- Réalisée après la chirurgie, elle diminue le risque de rechute et augmente les chances de guérison. On parle de chimiothérapie adjuvante.
- Elle peut également être réalisée avant la chirurgie : en diminuant le volume de la tumeur, elle va permettre de réaliser une chirurgie conservatrice du sein plutôt qu'une mastectomie. On parle de chimiothérapie néo-adjuvante.
- Lorsque des métastases sont présentes, elle permet d'améliorer les symptômes, de retarder la progression tumorale et d'améliorer la survie.
- Les médicaments les plus utilisés sont l'épirubicine, le docetaxel (*Taxotère*), le paclitaxel (*Taxol*), l'eribuline (*Halaven*) et la capecitabine (*Xeloda*, forme orale de 5-fluoro-uracile).

L'hormonothérapie

- Elle vise à empêcher l'action sur la tumeur des œstrogènes, produits par l'organisme. Elle est indiquée lorsque des récepteurs hormonaux ont été détectés dans la tumeur. On distingue deux grandes classes thérapeutiques :
- Les anti-aromatases sont utilisés chez la femme ménopausée (*Arimedex, Femara, Aromasine*). *Effets secondaires* : bouffées de chaleur, douleurs des articulations, ostéoporose.

- Les antiœstrogènes peuvent être utilisés quel que soit le statut ménopausique. Il s'agit du tamoxifène et du fulvestrant (*Faslodex*). *Effets indésirables* : aménorrhée, bouffées de chaleur, effet propre au tamoxifène : risque augmenté de cancer de l'endomètre. Dans les situations métastatiques, l'efficacité peut être améliorée par des médicaments qui diminuent le risque de résistance à l'hormonothérapie : l'everolimus (*Affinitor*) et le palbociclib (*Ibrance*).

Les traitements anti-HER2

Il s'agit d'anticorps monoclonaux indiqués en association avec la chimiothérapie dont ils améliorent l'efficacité lorsque la tumeur exprime la protéine HER2 : trastuzumab (Herceptine) et pertuzumab (Perjeta). Le TDM1 (Kadcyla) combine le trastuzumab et une chimiothérapie. Il est utilisé seul en cas d'échec d'un premier traitement.

Principales indications

Cancer du sein localisé de petite taille (< 3 cm) : cas le plus fréquent

- Tumorectomie et curage axillaire.
- Chimiothérapie adjuvante pendant 4 à 6 mois : indiquée s'il existe un facteur de mauvais pronostic. La présence de métastases ganglionnaires axillaires est le facteur le plus important, d'autres facteurs pronostiques peuvent être discutés en RCP.
- Radiothérapie sur le sein et les aires ganglionnaires.
- Trastuzumab en association avec la chimiothérapie si tumeur HER2 +.
- Hormonothérapie pendant 5 ans si présence de récepteurs aux œstrogènes dans la tumeur.

Cancer du sein localisé de grande taille (> 3 cm)

- Si la patiente souhaite conserver son sein : chimiothérapie néo-adjuvante suivie d'une tumorectomie si la tumeur a suffisamment diminué.
- Si échec de la chimiothérapie néo-adjuvante : mastectomie.
- Les autres traitements sont identiques à ceux indiqués précédemment.
- En cas de cancer du sein inflammatoire : une chimiothérapie première est également indiquée, une mastectomie sera ensuite toujours pratiquée.

Cancer du sein métastatique

- La *chimiothérapie* : permet très souvent d'améliorer les symptômes et de prolonger la survie mais ne peut apporter la guérison.
- L'*hormonothérapie* : peut également être efficace si la tumeur présente des récepteurs aux œstrogènes.
- La *radiothérapie* : indiquée uniquement pour soulager des douleurs, en particulier au niveau de métastases osseuses.

Résultats des traitements

- Environ 2/3 des patients vont guérir de leur cancer du sein.
- Ce taux atteint presque 90 % lorsqu'il s'agit d'une petite tumeur (moins de 2 cm) sans atteinte des ganglions axillaires.
- Au stade métastatique, la chimiothérapie fait passer l'espérance de vie médiane de quelques mois à environ 3 ans.

Surveillance après traitement

Elle doit être poursuivie à vie et très régulière les 5 premières années.
La surveillance repose principalement sur l'examen clinique.
Le seul examen complémentaire indispensable est la mammographie qui doit être réalisée une fois par an pour détecter une tumeur dans le sein traité (si tumorectomie) et dans le sein controlatéral.

Conduite à tenir IDE

Spécifique du cancer du sein

Surveillance

- Douleurs, signes inflammatoires au niveau du sein.
- Tolérance psychologique : acceptation des traitements, attitude de l'entourage (conjoint ++).
- Après chirurgie : gonflement du bras évoquant un lymphœdème.
- Prise quotidienne de l'hormonothérapie.

Mesures préventives et hygiéno-diététiques

Après mastectomie : proposition d'une prothèse mammaire externe.

En cours de radiothérapie :

- désinfection des lésions cutanées à l'éosine ;
- ne pas appliquer de crème pendant la radiothérapie.

Conseils après curage axillaire pour éviter l'apparition d'un lymphœdème :

- éviter du côté opéré :
  - le port de charge lourde,
  - les injections, les perfusions, la prise de tension artérielle,
  - les blessures : porter des gants pour le jardinage, la cuisine…
- désinfecter soigneusement toute blessure même très légère ;
- pas d'exposition au soleil avant un an, pas de bain de mer avant 6 mois ;
- sports possibles après 3 mois : natation, bicyclette.

19. Cancer de l'ovaire

Épidémiologie

Très rare avant 45 ans, concerne surtout les femmes âgées de plus de 60 ans.

Formes familiales (20 % des cas) : mutation du gène BRCA1 ou BRCA2 associée à un risque très élevé de cancers de l'ovaire et du sein. Les cancers de l'ovaire sont alors précoces (fréquemment avant 50 ans).

Anatomopathologie

Type histologique

Dans 90 % des cas, la tumeur est développée aux dépens de l'épithélium de surface de l'ovaire.

L'histologie la plus fréquemment rencontrée est alors un adénocarcinome. Le sous-type le plus fréquent est le carcinome séreux de haut grade.

Extension

Les cellules de cancer de l'ovaire vont fréquemment essaimer dans la cavité péritonéale : elles vont alors entraîner la formation de multiples tumeurs sur le péritoine, on parle de carcinose péritonéale.

La carcinose péritonéale entraîne une ascite et peut se compliquer d'une occlusion digestive et d'une dénutrition.

Les cellules cancéreuses peuvent aussi se propager au niveau des ganglions pelviens et le long de l'aorte. Les métastases viscérales sont plus rares.

La carcinose péritonéale est présente dans ¾ des cas au moment du diagnostic.

Diagnostic

Circonstances de découverte

Un cancer limité aux ovaires est généralement asymptomatique. Les signes cliniques apparaissent uniquement au stade de carcinose péritonéale :

- douleurs abdominales;
- augmentation du volume abdominal (ascite);
- troubles digestifs : vomissements, anorexie, parfois occlusion digestive.

Diagnostic positif

- Les examens radiologiques, échographie et/ou scanner, sont demandés en première intention. Ils vont apporter des arguments pour le diagnostic de cancer de l'ovaire.
- Cependant, la certitude de malignité ne peut être affirmée que par l'examen anatomopathologique.
- La biopsie est réalisée au cours d'une cœlioscopie qui permet également l'exploration de la cavité abdominale.

Bilan d'extension

- Il repose sur le scanner, mais la carcinose péritonéale n'est pas toujours visible. C'est la cœlioscopie qui permettra un bilan d'extension précis.
- Marqueur tumoral : le CA125. Un taux élevé dans le sang permet d'orienter le diagnostic sans pouvoir l'affirmer car toutes les causes d'ascite peuvent augmenter le CA 125. Il doit toujours être dosé avant l'intervention car l'évolution de son taux permettra de suivre l'efficacité des traitements.

Consultation d'oncogénétique

Elle doit être systématiquement proposée pour rechercher une mutation de BRCA 1 ou 2.

Traitement

Principes du traitement

Le traitement chirurgical

C'est l'étape la plus importante du traitement du cancer de l'ovaire, quel que soit le stade.
Il permet d'abord de confirmer le diagnostic et de faire un bilan d'extension sur le péritoine et les ganglions.
Une cœlioscopie est d'abord réalisée pour confirmer le diagnostic, juger de l'extension et de l'opérabilité. La résection complète de la tumeur doit être réalisée par laparotomie médiane (au décours immédiat de la cœlioscopie ou quelques jours après). Elle comprend systématiquement :

- annexectomie bilatérale et hystérectomie ;
- ablation du grand epiploon, c'est l'omentectomie ;
- appendicectomie ;
- exérèse des ganglions pelviens et lombo-aortiques.

De plus, en cas de carcinose péritonéale, il faudra faire l'ablation la plus complète possible des nodules péritonéaux. Il peut être nécessaire de réséquer un segment de côlon ou d'intestin grêle. Une iléostomie temporaire est alors parfois réalisée pour protéger l'anastomose.

Les traitements systémiques

La chimiothérapie par voie intraveineuse

C'est le traitement de référence en complément de la chirurgie. Le cancer de l'ovaire est considéré comme chimiosensible. Les deux médicaments actuellement utilisés en première intention sont un sel de platine (carboplatine) et le paclitaxel (*Taxol*).

Les thérapies ciblées

Le bevacizumab (*Avastin*) est un anticorps monoclonal anti-angiogénique : il augmente l'effet de la chimiothérapie et est poursuivi après son arrêt pour retarder la rechute.
L'olaparib et le niraparib sont des inhibiteurs de PARP. Ils sont particulièrement actifs dans les cas avec mutation de BRCA 1 ou 2 et sont utilisés après la chimiothérapie pour retarder la rechute.

Principales indications

- La chirurgie est toujours le premier temps du traitement.
- La chimiothérapie post-opératoire est presque toujours indiquée. L'exception concerne certaines tumeurs localisées à l'ovaire sans aucune extension.
- En cas de carcinose péritonéale très étendue non résécable en totalité : réalisation de 3 cycles de chimiothérapie, puis si elle est efficace, nouvelle intervention chirurgicale pour compléter le geste initial. La chimiothérapie est poursuivie en post-opératoire.

Résultats des traitements

Le pronostic des formes étendues au péritoine, les plus fréquentes, reste mauvais malgré l'efficacité initiale de la chimiothérapie. La survie à 5 ans est de l'ordre de 30 %.
En cas de rechute, il est possible de réaliser une nouvelle chimiothérapie mais l'efficacité est souvent moindre.

Surveillance

Elle repose sur l'examen clinique et le dosage du CA125. Celui-ci se normalise après traitement efficace. Une remontée du taux est le signe d'une récidive.

Conduite à tenir IDE

Surveillance

Augmentation du volume de l'abdomen.

Signes d'occlusion : vomissements, douleurs abdominales, arrêt des selles et des gaz.

Poids, fonte musculaire.

Action à mener

Prévention des complications thromboemboliques.

- lever précoce ;
- port de bas de contention.

Soins d'iléostomie, éducation de la patiente.

20. Cancer du col de l'utérus

Épidémiologie

Le principal facteur causal est l'infection cervico-vaginale par le *Human Papilloma Virus* (HPV). L'infection à HPV est sexuellement transmise, ce qui explique que le cancer du col soit plus fréquent chez les femmes ayant eu des partenaires multiples. Le tabac est également un facteur favorisant.
En France, la fréquence du cancer du col de l'utérus diminue d'année en année grâce au dépistage des lésions précancéreuses par le frottis cervico-vaginal utérin. Il reste cependant très fréquent dans les pays en voie de développement.
Le cancer du col de l'utérus survient principalement entre 35 et 50 ans.

Anatomopathologie

Lésions précancéreuses

Le virus HPV est responsable d'altérations de la muqueuse, appelées dysplasies. Ces dysplasies peuvent évoluer après plusieurs années vers le cancer.

Type histologique

Il s'agit le plus souvent d'un *carcinome épidermoïde*.

Extension

Elle est surtout locorégionale :
- extension aux organes de voisinage : vagin, corps de l'utérus, uretères, vessie, rectum;
- métastases ganglionnaires fréquentes : pelviennes, puis le long de l'aorte et de la veine cave;
- les métastases viscérales sont plus rares.

Diagnostic

Circonstances révélatrices

Anomalies sur le frottis cervico-vaginal de dépistage

La présence de cellules anormales au frottis ne permet pas de trancher entre dysplasie ou véritable cancer. Il est nécessaire de faire un examen du col à la loupe binoculaire (colposcopie) pour détecter une toute petite tumeur qui sera biopsiée.

Les métrorragies

Saignement vaginal survenant en dehors des règles, c'est le signe révélateur le plus fréquent. Elles sont parfois provoquées par les rapports sexuels.

Signes témoignant d'une extension aux organes de voisinage

- Douleurs pelviennes, parfois à type de sciatique : peuvent être très intenses et nécessiter des antalgiques majeurs.
- Insuffisance rénale par compression des uretères.
- Occlusion digestive.

Diagnostic positif

Biopsie du col à la pince, éventuellement sous colposcopie si tumeur invisible à l'œil nu.

Bilan d'extension

Examen clinique pelvien (toucher vaginal et rectal) sous anesthésie générale.
L'IRM pelvienne permet de préciser l'extension aux organes de voisinage et la présence de ganglions augmentés de volume.
Le PETscan au 18FDG permet surtout de rechercher des métastases ganglionnaires.
Une cœlioscopie pour réaliser un curage lombo-aortique est réalisée par certaines équipes pour rechercher une atteinte ganglionnaire microscopique.

Principes du traitement

La chirurgie

- *La conisation* : consiste à enlever une partie du col de l'utérus, c'est le traitement des dysplasies et des cancers du col très localisés.
- *L'intervention de Wertheim* : colpo-hysterectomie élargie aux paramètres, associée à un curage ganglionnaire pelvien. Outre l'utérus et les ganglions pelviens, elle enlève l'extrémité supérieure du vagin et les paramètres, espaces riches en vaisseaux lymphatiques situés de chaque côté de l'utérus.

La radiothérapie

La curiethérapie

Elle consiste à placer directement au contact du col une source radioactive. Ces sources radioactives sont mises en place sous anesthésie générale et laissées quelques heures à quelques jours. Pendant le temps du traitement, la patiente est maintenue dans une chambre plombée.

La radiothérapie externe

Elle consiste à irradier le col de l'utérus ainsi que les organes adjacents et les ganglions pelviens.
Complications (voir page 52) : urinaires (brûlures urinaires, fistule vésico-vaginale) ou digestives (diarrhée, rectorragies, fistule recto-vaginale), sténose vaginale.

La chimiothérapie

On utilise principalement le cisplatine en association avec la radiothérapie pour augmenter son efficacité.

Principales indications

Cancers localisés au col

Colpo-hystérectomie élargie, parfois associée à une curiethérapie.

Cancers très volumineux (plus de 4 cm) ou étendus au-delà du col

Administration concomitante d'une radiothérapie externe et d'une chimiothérapie par cisplatine. Une chirurgie est parfois réalisée dans un 2e temps.

Prévention

Le vaccin contre le cancer du col de l'utérus (*Gardasil*) protège contre l'infection à HPV : il empêche ainsi la formation de dysplasie puis de cancer.

Résultats des traitements

Dans les formes localisées, le taux de survie à 5 ans est proche de 90 %.
Il est beaucoup moins bon dans les formes avancées.

Surveillance

Elle a principalement pour objectif de dépister des récidives pelviennes. Elle est basée essentiellement sur l'examen clinique.

Conduite à tenir IDE

Surveillance

- Métrorragies.
- Douleurs pelviennes et sciatiques.
- Fistule recto- ou vésico-vaginale.
- Anurie (obstruction urétérale).

Action à mener

- Proposer un dépistage des maladies sexuellement transmises : virus HIV et de l'hépatite B, syphilis…
- Risque d'insuffisance rénale par obstruction des uretères : contrôle de la créatinine avant une injection d'iode.
- Prévention des complications thromboemboliques :
  - lever précoce ;
  - port de bas de contention.

21. Cancer de l'endomètre

Épidémiologie

Il survient le plus souvent chez une femme ménopausée, âgée de plus de 60 ans.

Facteurs de risque :

- l'obésité, observée chez 50 % des patientes : explique la fréquence des co-morbidités associées (diabète, hypertension artérielle...);
- le traitement hormonal substitutif de la ménopause;
- le tamoxifène : hormonothérapie prescrite dans le cancer du sein, elle augmente le risque de cancer de l'endomètre.

Anatomopathologie

Type histologique

Les tumeurs de l'endomètre sont développées à partir de la muqueuse : il s'agit d'adénocarcinomes.

Extension

Tumeurs d'évolution lente qui restent longtemps localisées.

Elles s'étendent secondairement vers les organes de voisinage (col de l'utérus, ovaires, rectum...) et aux ganglions pelviens.

Les métastases viscérales sont rares.

Diagnostic

Circonstances révélatrices

Le plus souvent : métrorragies spontanées, non douloureuses, minimes.

Toute métrorragie chez une femme ménopausée doit faire rechercher un cancer de l'endomètre.

Diagnostic positif

Il nécessite une biopsie de l'endomètre. Elle est réalisée sous contrôle de la vue (hystéroscopie) ou en réalisant un curetage.

Bilan d'extension

L'extension locorégionale est au mieux appréciée par l'IRM du pelvis.

Bilan du terrain

Étape importante compte tenu de la fréquence des co-morbidités :
- prise de la pression artérielle;
- bilan cardiaque (ECG, voire échographie cardiaque…);
- recherche d'un diabète.

Traitement

Principes du traitement

La chirurgie

C'est l'étape principale du traitement.
Il s'agit d'une hystérectomie totale avec annexectomie bilatérale, réalisée le plus souvent par voie cœlioscopique et vaginale. Les curages ganglionnaires pelviens et lombo-aortiques sont réalisés en cas de facteurs de mauvais pronostic.

La radiothérapie

- *La curiethérapie* du fond vaginal après chirurgie prévient les rechutes locales.
- *La radiothérapie* externe pelvienne.

Traitement des formes localisées à l'utérus

Situation la plus fréquente.
Chirurgie suivie d'une curiethérapie du fond vaginal et d'une radiothérapie externe s'il existe des facteurs de mauvais pronostic.

Résultats des traitements

Le pronostic des formes localisées est très bon : 90 % de survie à 5 ans.

Surveillance

Elle est essentiellement clinique, reposant sur un examen gynécologique régulier.

Conduite à tenir IDE

Surveillance

- Métrorragies : abondance, retentissement fonctionnel (asthénie, pâleur, tachycardie).
- Douleurs pelviennes.
- Pression artérielle, glycémie (terrain obèse).

Action à mener

Prévention des complications thromboemboliques :

- lever précoce ;
- port de bas de contention.

Prévention des autres complications de décubitus :

- massage des points de pression ;
- équilibre de la glycémie.

22. Cancer de la prostate

Épidémiologie

- Cancer le plus fréquent chez l'homme : plus de 50 000 cas diagnostiqués/an.
- Cancer du sujet âgé : exceptionnel avant 50 ans, la moitié des hommes de plus de 60 ans ont un cancer de prostate mais qui est le plus souvent asymptomatique et indétectable.
- 2e cause de mortalité par cancer chez l'homme (loin derrière le cancer du poumon).

Anatomopathologie

Type histologique

- Type histologique habituel : adénocarcinome
- Le degré de différenciation de la tumeur est mesuré par le score de Gleason, côté de 2 à 10. Plus le score est élevé, plus la tumeur est indifférenciée et de mauvais pronostic.
- La prolifération des cellules de cancer de prostate est sous la dépendance de la testostérone, hormone masculine produite principalement par les testicules.

Extension

- L'extension aux organes de voisinage se fait après le franchissement de la capsule qui entoure toute la prostate. Les tumeurs qui franchissent la capsule sont donc de plus mauvais pronostic.
- Les organes qui peuvent être atteints sont principalement la vessie (hématurie), les uretères (insuffisance rénale si les deux uretères sont comprimés), le rectum (douleurs, constipation).
- Les ganglions pelviens et lombo-aortiques sont fréquemment atteints.
- Les métastases sont principalement osseuses.

Diagnostic

Circonstances de découverte

Les symptômes ne sont présents que dans les tumeurs dépassant la capsule ou métastatiques. De plus en plus souvent, le cancer est diagnostiqué à un stade asymptomatique.

Découverte à un stade asymptomatique

- Soit découverte lors d'un examen de dépistage réalisé chez un homme de plus de 50 ans : élévation du taux d'antigène

prostatique spécifique (PSA) et/ou nodule palpable au toucher rectal.
- Soit découverte fortuite par l'examen histologique après résection trans-urétrale d'une hypertrophie bénigne.

Signes d'appels des tumeurs dépassant la capsule

- Obstruction d'un ou deux uretères, éventuellement compliquée d'insuffisance rénale (si les deux uretères sont atteints).
- Troubles du transit intestinal, en cas de compression rectale.
- Œdème d'un membre inférieur par envahissement lymphatique.
- Thrombophlébite du membre inférieur par compression d'une veine iliaque par une adénopathie.

Métastases osseuses révélatrices

Responsables de douleurs osseuses (surtout rachidiennes ou du bassin).

Diagnostic positif

Le PSA sérique

Il est presque toujours élevé (>4 ng/mL) dans le cancer de prostate.
Il peut cependant être légèrement augmenté en l'absence de cancer en cas d'infection de la prostate (prostatite) ou d'hypertrophie bénigne. Il n'est donc pas suffisant pour affirmer le diagnostic.

La biopsie de prostate

Elle est toujours nécessaire pour affirmer le diagnostic et préciser le degré de différenciation de la tumeur (score de Gleason).
Elle est réalisée par voie transrectale.

Bilan d'extension

Valeur du taux de PSA : plus il est élevé et plus la probabilité que la tumeur dépasse la prostate est importante.
L'IRM endo-rectale permet de savoir si la tumeur dépasse ou non la capsule.
La scintigraphie osseuse recherche des métastases osseuses.

Évaluation du terrain

Étape importante compte tenu du fait que les patients sont souvent très âgés : recherche de pathologies chroniques (cardiaques, pulmonaires...) contre-indiquant la chirurgie.

Traitement

Principes du traitement

Chirurgie : la prostatectomie radicale

C'est l'ablation complète de la prostate et des vésicules séminales avec anastomose vésico-urétrale.
Traitement le plus efficace pour les formes localisées mais les séquelles potentielles sont non négligeables : incontinence parfois et surtout impuissance sexuelle (3/4 des patients).

La radiothérapie externe

Elle irradie la prostate et dans une moindre mesure les organes avoisinants : vessie, rectum.
À moyen terme, ses résultats sont identiques à la chirurgie mais sont moins bons à long terme (plus de rechute après 10 ans).

Les complications (voir fiche Radiothérapie)

À la phase aiguë

La cystite (brûlures urinaires) et la rectite.

À long terme

L'incontinence et l'impuissance sont un peu plus rares qu'après la chirurgie mais peuvent également s'observer.
Les autres séquelles sont la « petite vessie » (mictions fréquentes) et les rectorragies.

La curiethérapie interstitielle

Elle consiste à implanter de façon permanente des grains radio-actifs au niveau de la tumeur. La radioactivité de ces grains disparaît au bout de quelques mois.
La curiethérapie est indiquée dans les tumeurs de très petite taille.
Ces effets secondaires sont moindres que ceux de la radiothérapie externe.

L'hormonothérapie

Elle consiste à supprimer l'action de la testostérone au niveau des cellules cancéreuses. Plusieurs types de traitement existent.

La castration

Elle supprime la production de testostérone par les testicules.
Elle peut être chirurgicale et alors définitive : c'est la pulpectomie qui n'est plus guère pratiquée.
Elle est le plus souvent chimique : on utilise soit un agoniste de la LH-RH (Zoladex, Decapeptyl, Enantone...) qui bloque le fonctionnement des

testicules après une phase de stimulation de quelques jours, soit un antagoniste de la LH-RH (*Firmagon*) qui a immédiatement un effet inhibiteur sur la production de testostérone.
Ces traitements sont administrés sous forme retard à raison d'une injection sous-cutanée tous les 1 à 6 mois.
Les effets secondaires sont importants : impuissance sexuelle, bouffées de chaleur, dépression, asthénie physique et intellectuelle et, pour les agonistes, augmentation transitoire des symptômes tumoraux en début de traitement.

Les anti-androgènes

Ils bloquent l'action de la testostérone au niveau des cellules cancéreuses. Il s'agit d'un traitement oral à prendre quotidiennement (*Androcur, Eulexine, Casodex*). L'anti-androgène est associé à un agoniste de la LH-RH (castration) pendant le premier mois de traitement pour prévenir les conséquences de l'augmentation initiale de la testostérone. Ensuite, l'agoniste est poursuivi seul.

L'hormonothérapie de 2e ligne

Elle est utilisée lorsque la tumeur devient résistante à la castration.
L'abiratérone (Zytiga) inhibe la production de testostérone par les surrénales. Ses principaux effets secondaires sont : hypertension artérielle, œdème des membres inférieurs, prise de poids, hypokaliémie.
L'enzalutamide (Xtandi) est un anti-androgène de nouvelle génération, plus efficace que les autres anti-androgènes. Il est surtout responsable d'une fatigue.

La chimiothérapie

Elle est utilisée en cas d'inefficacité de l'hormonothérapie (hormonorésistance). Les deux médicaments de référence sont le docétaxel (*Taxotère*) et le cabazitaxel (Jevtana). Ce dernier est utilisé après échec du docétaxel.

Traitements symptomatiques des métastases osseuses

En association avec les médicaments antalgiques :

- les biphosphonates par voie injectable (acide zoledronique, *Zometa*) : ils diminuent les douleurs et le risque de fracture;
- radiothérapie localisée à visée antalgique.

Indications thérapeutiques

Cancer localisé à la prostate ne dépassant pas la capsule

Le traitement de référence est la prostatectomie radicale. La radiothérapie est réalisée chez les sujets âgés de plus de 70 ans ou présentant une contre-indication à la chirurgie.

Dans les très petites tumeurs, on peut également envisager la curiethérapie voire l'abstention thérapeutique chez un sujet très âgé.

Cancer dépassant la capsule

La chirurgie est contre-indiquée. On réalise une radiothérapie et une hormonothérapie pendant 3 ans.

Cancer métastatique

Le traitement repose sur l'hormonothérapie. Lorsque l'hormonothérapie devient inefficace (phase de résistance à la castration), une hormonothérapie de 2e ligne ou une chimiothérapie est indiquée. Les traitements symptomatiques doivent être associés.

Résultats des traitements

Dans les tumeurs ne dépassant pas la capsule, le pronostic est très bon : la plupart des patients ne décéderont pas de leur cancer.
Dans les formes métastatiques, l'hormonorésistance survient après un délai moyen de 3 ans. L'espérance de vie est alors de 3 ans.

Surveillance

Le dosage du PSA joue un rôle très important dans la surveillance :
- il doit être indosable après chirurgie ;
- une réascension du taux après traitement est le signe annonciateur d'une récidive.

Conduite à tenir IDE

Surveillance

- Troubles urinaires : dysurie, hématurie, diminution du volume de la diurèse.
- En cas de métastases osseuses : douleurs, déficit moteur ou sensitif pouvant faire évoquer une complication neurologique à traiter en urgence (compression médullaire).

Action à mener

- Avant une biopsie transrectale :
  - vérification de la stérilité des urines par un ECBU ;
  - lavement évacuateur.
- Éducation du patient concernant l'hormonothérapie : importance d'une prise régulière, effets indésirables prévisibles.

23. Cancer de la vessie

Épidémiologie

Le cancer de vessie est 4 fois plus fréquent chez l'homme que chez la femme.
Âge moyen de survenue : 70 ans.

Facteurs de risque

- Le tabagisme.
- Exposition à des substances cancérigènes utilisées dans les métiers de la teinture, du caoutchouc et de la métallurgie. Le cancer de vessie peut être reconnu comme maladie professionnelle.
- La bilharziose urinaire : maladie parasitaire particulièrement fréquente en Égypte.

Anatomopathologie

Le carcinome transitionnel est le type histologique le plus fréquent, il évolue en plusieurs stades successifs :

- le carcinome superficiel : il n'envahit pas la paroi et ne forme pas de métastase mais peut récidiver après ablation ;
- le carcinome infiltrant envahit la paroi puis les organes de voisinage (uretères, rectum), et est responsable de métastases ganglionnaires, osseuses, pulmonaires ou hépatiques ;
- le carcinome transitionnel peut siéger dans tout l'arbre urinaire : vessie le plus souvent mais également uretères, bassinets, urètre.

Diagnostic

Circonstances de découverte

L'hématurie

La présence de sang dans les urines est le symptôme révélateur le plus fréquent. Elle est généralement indolore et peut être intermittente.

Signes d'irritation de la vessie

Brûlures mictionnelles, pollakiurie (mictions fréquentes), impériosités.

Signes traduisant l'extension aux organes de voisinage

Douleurs lombaires en cas d'obstruction d'un uretère, œdème du membre inférieur par compression de la veine iliaque.

Diagnostic positif

- La tumeur peut être visualisée facilement par l'échographie.
- La cytologie urinaire permet de retrouver des cellules malignes dans les urines.
- La fibroscopie vésicale (ou cystoscopie) est réalisée sous anesthésie locale après vérification de la stérilité des urines (ECBU préalable systématique) : elle permet de visualiser et localiser la tumeur.
- La résection trans-urétrale de tumeur vésicale (RTUV) est réalisée au cours d'une fibroscopie sous anesthésie générale ou péridurale. Elle permet un diagnostic de certitude par l'examen histologique de la tumeur : diagnostic positif de carcinome, caractère superficiel ou infiltrant, grade de malignité (de 1 à 3).

La RTUV est également le premier temps du traitement des tumeurs superficielles.

Bilan d'extension

- Scanner abdominopelvien avec clichés tardifs d'urographie intraveineuse pour vérifier l'absence de tumeur du haut appareil.
- Dans les tumeurs infiltrantes : scanner thoracique et scintigraphie osseuse.

Évaluation du terrain

Recherche de pathologies chroniques liées au tabagisme.

Traitement

Principes du traitement

Le traitement chirurgical

C'est la cystectomie radicale associée au curage ganglionnaire pelvien : cystoprostatectomie chez l'homme, et pelvectomie antérieure (avec hystérectomie totale et résection de la paroi vaginale antérieure) chez la femme.

Elle implique une dérivation urinaire. Les urines peuvent être dérivées à la peau par l'intermédiaire d'un segment d'iléon isolé du transit intestinal : c'est l'intervention de Bricker. Elle impose une stomie cutanée.

Dans certains cas, une cystoplastie peut être réalisée : le segment intestinal est relié directement à l'urètre. Il n'y a alors pas de stomie cutanée mais des risques d'incontinence. Pour des raisons anatomiques, cette intervention est plus souvent chez l'homme que chez la femme.

La radiothérapie vésicale

Elle est réalisée principalement en cas de contre-indication à la chirurgie. Une chimiothérapie peut être associée.
Les effets indésirables (voir page 52) sont principalement à la phase aiguë la cystite, et à plus long terme la « petite vessie » et les hématuries.

Les instillations endovésicales

Elles sont utilisées dans les tumeurs superficielles pour diminuer le risque de récidive. Deux types de substances peuvent être administrées :
- le BCG (BCG-thérapie, *Immunocyst*) : il agit en stimulant le système immunitaire ;
- la mitomycine C, produit de chimiothérapie.

La chimiothérapie

Plusieurs médicaments sont efficaces, spécialement les platines et la gemcitabine.

Indications thérapeutiques

Tumeurs superficielles

La RTUV est le premier temps. En fonction des caractéristiques histologiques de la tumeur, des instillations vésicales peuvent être réalisées.

Tumeur infiltrante ou superficielle récidivante malgré les instillations vésicales

Cystectomie totale ou radio-chimiothérapie en cas de contre-indication opératoire.
En cas d'extension au muscle vésical, la chimiothérapie néo-adjuvante est préconisée pour diminuer le risque de récidive.

Tumeur infiltrante localement avancée

Tumeur ayant dépassé la vessie ou associée à des métastases ganglionnaires : chimiothérapie, éventuellement associée à une radiothérapie en cas de symptômes importants.
En cas d'obstruction d'un uretère, pose d'une onde double J.

Résultats des traitements

Après tumeur infiltrante, la survie à long terme est d'environ 50 % et atteint 80 % pour les tumeurs localisées opérées.

En cas de tumeur non opérable ou métastatique, le pronostic est beaucoup plus sombre malgré la chimiothérapie.

Surveillance

Elle est particulièrement importante dans les tumeurs superficielles du fait du risque élevé de récidive.
Elle repose sur la cystoscopie, la cytologie urinaire, l'échographie vésicale, et le scanner avec clichés d'urographie.

Conduite à tenir IDE

Surveillance

- Hématurie : présence de caillots qui peuvent être responsables d'un blocage de la vessie et d'un globe urinaire.
- Contrôle de la stérilité des urines (ECBU) avant tout geste invasif sur la vessie.

Action à mener

- Risque important d'insuffisance rénale :
  - contrôle de la créatinine avant toute injection de produit de contraste ;
  - éviter les médicaments potentiellement néphrotoxiques : anti-inflammatoires++
- Éducation du patient après cystectomie.

24. Cancer du rein

Épidémiologie

Survient le plus souvent après 50 ans, légère prédominance masculine. Risque augmenté par le tabac.

Anatomopathologie

Type histologique

Il s'agit le plus souvent d'un adénocarcinome appelé carcinome à cellules claires.

Extension

Localement : la tumeur reste très longtemps confinée au rein, elle peut envahir la veine rénale puis la veine cave inférieure.
Les métastases sont surtout ganglionnaires, pulmonaires et osseuses.

Diagnostic

Circonstances de découverte

Découverte fortuite

Situation fréquente car le cancer du rein peut rester asymptomatique pendant très longtemps. Par exemple, découverte à l'occasion d'une échographie réalisée pour un autre motif.

Hématurie

Symptôme le plus fréquent, hématurie généralement indolore. Elle doit alerter même si elle ne survient qu'une fois.

Syndrome cachectique et fièvre

Fréquents dans les tumeurs volumineuses, leur présence est de mauvais pronostic.

Diagnostic positif

Le scanner permet de suspecter fortement le diagnostic en montrant une masse tissulaire captant le produit de contraste.
La certitude diagnostic ne peut être obtenue que par l'examen histologique. La biopsie percutanée présente un risque d'hémorragie et de dissémination à distance).

Elle n'est réalisée qu'en cas de contre-indication à la chirurgie, par exemple en cas de maladie d'emblée métastatique.
Dans les cas habituels, c'est l'ablation chirurgicale de la tumeur qui permettra de confirmer le diagnostic.

Bilan d'extension

Scanner abdominopelvien et thoracique, scintigraphie osseuse.

Évaluation du terrain

État nutritionnel, évaluation de la fonction rénale avant la néphrectomie.

Traitement

Principe du traitement

La chirurgie

Le plus souvent, on réalise l'ablation de la tumeur en conservant le rein (tumorectomie), de préférence par voie cœlioscopique. Dans les tumeurs très volumineuses, la néphrectomie (ablation du rein) est nécessaire.

Traitements systémiques

Pas d'indication à la chimiothérapie qui est inefficace.
Traitement anti-angiogénique oral par sunitinib (*Sutent*) ou pazopanib (Votrient), cabozantinib, axitinib.
Immunothérapie par anticorps monoclonal anti-PD1 et anti-CTLA4.

Principales indications

Cancer non métastatique

Tumorectomie ou néphrectomie en fonction de la taille de la tumeur, pas de traitement complémentaire.

Cancer métastatique mais patient en bon état général

Tumorectomie ou néphrectomie.
Traitement anti-angiogénique ou immunothérapie.
Si métastases peu nombreuses et uniquement pulmonaires : une exérèse chirurgicale peut être envisagée.

Cancer métastatique chez un patient en mauvais état général

Traitement anti-angiogénique ou immunothérapie.

Résultats des traitements

Le pronostic des tumeurs confinées au rein et traitées par chirurgie est très bon.

Dans les formes métastatiques, la survie médiane est de l'ordre de 18 mois mais peut être beaucoup plus longue en cas de métastases uniquement pulmonaires.

Conduite à tenir IDE

Surveillance

Hématurie : présence de caillots qui peuvent être responsables d'un blocage de la vessie et d'un globe urinaire.

Amaigrissement, altération de l'état général.

Action à mener

Risque accru d'insuffisance rénale après néphrectomie :

- contrôle de la créatinine avant toute injection de produit de contraste ;
- éviter les médicaments potentiellement néphrotoxiques : anti-inflammatoires++.

25. Cancer du testicule

Épidémiologie

Le cancer du testicule est rare. Il survient principalement entre 20 et 40 ans.
Le principal facteur de risque connu est la cryptorchidie (testicule non descendu).

Anatomopathologie

Types histologiques

Le cancer du testicule est le plus souvent issu de cellules embryonnaires résiduelles : on parle de *tumeur germinale.*
On distingue deux types de tumeurs germinales :
- *le séminome* (40 % des cas) : prolifération de cellules germinales indifférenciées
- *les tumeurs non séminomateuses* (60 % des cas) qui regroupent plusieurs types histologiques (carcinome embryonnaire, tumeur du sac vitellin, choriocarcinome, tératome). Ces tumeurs sont le plus souvent composites, c'est-à-dire qu'elles associent plusieurs types histologiques dont fréquemment du séminome.

Extension

- Locale : envahissement de l'albuginée (enveloppe qui entoure le testicule), de l'épididyme, voire du scrotum.
- Les métastases sont fréquentes et précoces.
- Ganglionnaires : le long de l'aorte ou de la veine cave inférieure puis dans le médiastin.
- Viscérales : surtout pulmonaires, plus rarement hépatiques ou cérébrales.

Diagnostic

Circonstances de découverte

Le plus souvent le patient se palpe lui-même un nodule dur et indolore dans le testicule. Une consultation rapide s'impose car tout nodule testiculaire doit faire suspecter un cancer.
Métastases révélatrices : douleurs abdominales (volumineux ganglions), dyspnée…

Diagnostic positif

L'échographie testiculaire

Elle confirme la présence d'une tumeur testiculaire mais ne permet pas de préciser sa nature.

Les marqueurs tumoraux

L'α-fœto-protéine (AFP) et la gonadotrophine chorionique humaine (HCG) sont deux marqueurs très souvent élevés dans les tumeurs germinales non séminomateuses.
Leur élévation en présence d'une tumeur testiculaire est très évocatrice du diagnostic. Cependant leur normalité ne permet pas d'éliminer le diagnostic (ils sont normaux dans les séminomes).
La lactico-déshydrogénase (LDH) n'est pas spécifique du cancer du testicule mais son augmentation est un facteur de mauvais pronostic.
Leur dosage doit être systématique avant la chirurgie pour servir d'examen de référence.

Examen histologique

Lui seul permet d'établir une certitude diagnostique dans tous les cas.
Le prélèvement de la tumeur nécessite toujours l'ablation complète du testicule (orchidectomie).

Bilan d'extension

Marqueurs tumoraux : si leur taux reste élevé après l'ablation du testicule, c'est qu'il existe des métastases. Plus le taux est élevé et plus les métastases sont importantes.
Scanner abdomino-pelvien et thoracique, IRM cérébrale dans les formes de mauvais pronostic.

Traitement

Principes du traitement

Conservation de sperme

Elle doit être proposée avant l'orchidectomie du fait du risque de stérilité associé à la chirurgie et surtout à la chimiothérapie.

La chirurgie

L'orchidectomie pour cancer du testicule obéit à des règles précises. Elle doit en particulier être réalisée par voie haute, c'est-à-dire par une incision inguinale.
L'orchidectomie est toujours le premier temps du traitement même dans les formes métastatiques.

L'examen histologique permet de confirmer le diagnostic et de préciser le pronostic.
Une prothèse testiculaire peut être mise en place dans le même temps.
Séquelles : pas de risque d'impuissance mais possibilité de stérilité surtout si chimiothérapie associée.

La radiothérapie

Elle est indiquée uniquement dans les séminomes avec métastases ganglionnaires.

La chimiothérapie

C'est le traitement des formes métastatiques.
Le cancer du testicule est très chimiosensible et peut-être guéri même au stade métastatique.
Le protocole de référence est l'association de cisplatine, etoposide et bléomycine (protocole BEP).

Principales indications

Tumeurs non métastatiques (stade 1)

L'orchidectomie peut être suffisante mais le risque de rechute est élevé. Lorsqu'il existe des facteurs de mauvais pronostic à l'examen histologique, on réalise un traitement adjuvant :

- tumeur non séminomateuse : chimiothérapie de type BEP (1 à 2 cycles);
- séminome : radiothérapie préventive sur les ganglions abdominaux ou un cycle de chimiothérapie par carboplatine.

Présence de métastases

Il faut évaluer le pronostic en prenant en compte le taux des marqueurs et la localisation des métastases (les localisations ganglionnaires et pulmonaires sont de meilleur pronostic).
Du pronostic évalué dépendra la durée de la chimiothérapie (3 ou 4 cycles de BEP).
L'efficacité des traitements est suivie principalement sur le taux des marqueurs qui doit se normaliser rapidement.
Si des métastases persistent après chirurgie alors que les marqueurs sont normalisés, il est nécessaire de les enlever chirurgicalement.

Résultats des traitements

Le pronostic est globalement très bon

Taux de guérison supérieur à 95 % dans les tumeurs non métastatiques.

Tumeurs métastatiques : dans la plupart des cas, le pronostic est également très bon avec des taux de guérison de l'ordre de 90 %. Dans quelques cas, le pronostic est plus réservé du fait de métastases hépatiques ou cérébrales : le taux de guérison est alors de l'ordre de 50 %.

Séquelles à long terme de la chimiothérapie

Stérilité.
Risque de leucémie aiguë secondaire dans les deux ans : rare (moins d'un cas sur 100) mais de très mauvais pronostic.
Risque de fibrose pulmonaire et d'insuffisance respiratoire liée à la bléomycine : également rare mais potentiellement grave.

Surveillance

Elle est surtout rapprochée les 2 premières années car la plupart des rechutes sont très précoces.
Elle repose sur l'examen clinique, le dosage des marqueurs tumoraux et le scanner thoracique et abdo-pelvien.
Dans les tumeurs localisées (stade 1), il est possible de ne pas faire de traitement adjuvant et de réaliser une surveillance étroite. Le pronostic des rechutes reste très bon si elles sont diagnostiquées tôt.

Conduite à tenir IDE

- Les marqueurs tumoraux doivent être dosés avant l'orchidectomie puis toutes les semaines et avant chaque cycle de chimiothérapie.
- Proposer systématiquement la conservation de sperme avant la chirurgie.
- Rassurer le patient sur l'absence de risque d'impuissance.

PARTIE

Cancers digestifs

26. Cancer de l'estomac

Épidémiologie

Les principaux facteurs de risque sont :

- nutritionnels : l'alimentation salée ou fumée, la faible consommation de vitamines A et C. Du fait de la modification des habitudes alimentaires, la fréquence du cancer de l'estomac diminue en France et dans les autres pays développés;
- inflammation gastrique chronique, en particulier provoquée par une bactérie, *Helicobacter pylori*;
- le cancer du cardia (partie supérieure de l'estomac qui fait la jonction avec l'œsophage) est en augmentation et est favorisé par le tabac.

Anatomopathologie

Type histologique

Il s'agit généralement d'un adénocarcinome

Une forme particulière : la linite gastrique qui touche des sujets jeunes. C'est une infiltration diffuse et massive de la paroi gastrique. Elle est de très mauvais pronostic.

Extension

- De la superficie vers la profondeur de la paroi gastrique.
- Extension par contiguïté aux organes de voisinage (pancréas, côlon, rate…) et au péritoine (carcinose péritonéale).
- Dissémination ganglionnaire par les vaisseaux lymphatiques.
- Métastases viscérales : surtout hépatiques.

Diagnostic

Circonstances de découverte

Syndrome tumoral

- Douleurs non spécifiques pouvant faire évoquer à tort un ulcère.
- Vomissements post-prandiaux traduisant une sténose de l'estomac.
- Hémorragie : peut passer inaperçue et se révéler par une anémie par carence martiale.

Syndrome cachectique

Très fréquent : perte de poids, anorexie, fatigue.

Diagnostic positif

Il se fait par l'endoscopie digestive haute permettant de faire une biopsie de la tumeur.

Bilan d'extension

- Pour apprécier le degré d'envahissement de l'estomac et la présence de ganglions : échographie endoscopique.
- Pour l'extension aux organes de voisinage et à distance : scanner thoracique et abdomino-pelvien.

Évaluation de l'état nutritionnel

- Évaluation des apports alimentaires quotidiens.
- Poids actuel et poids «de forme», c'est-à-dire avant le début des symptômes.
- Pourcentage d'amaigrissement : (poids de forme – poids actuel) × 100/poids de forme. Un amaigrissement de plus de 10 % traduit une dénutrition.

Traitement

Principes du traitement

La chirurgie

- C'est le seul traitement curatif mais elle n'est pas possible chez la moitié des patients du fait de l'importance de l'extension.
- L'intervention la plus habituelle est la gastrectomie totale (ablation de tout l'estomac) associée à l'ablation des ganglions satellites.
- Dans les cancers du cardia, une partie de l'œsophage est également enlevée (œso-gastrectomie).
- En cas de tumeur très volumineuse, il peut être nécessaire de faire l'ablation de la rate, du côlon transverse…
- La gastrectomie entraîne des séquelles importantes qui vont gêner et entraîner une perte de poids :
  - *syndrome du petit estomac* : la satiété est rapidement atteinte, les patients présentent des ballonnements et des douleurs post-prandiales ;

- *dumping syndrome* : sueurs, vertiges, palpitations, diarrhée survenant quelques minutes à quelques heures après le repas ;
- carence en vitamine B12 nécessitant un apport par injection intramusculaire tous les 3 mois.

La chimiothérapie

Elle repose principalement sur le 5FU, (ou son analogue, la capecitabine), l'oxaliplatine et les taxanes.
Elle est utilisée dans les formes métastatiques et dans les tumeurs volumineuses avant la chirurgie.

Prise en charge palliative

En cas de tumeur inextirpable et sténosante, on réalise une jéjunostomie permettant la réalisation d'une alimentation entérale.

Principales indications

Petite tumeur sans atteinte ganglionnaire

Gastrectomie seule.

Tumeur volumineuse ou associée à une atteinte ganglionnaire

Chimiothérapie première puis gastrectomie et reprise de la chimiothérapie en post-opératoire.
Radiothérapie post-opératoire parfois indiquée.

Tumeur métastatique

Pas d'indication à la chirurgie, chimiothérapie seule : elle diminue les symptômes.

Résultats des traitements

Le pronostic reste globalement mauvais du fait du diagnostic souvent tardif : la survie à 5 ans n'est que de 15 %.

Conduite à tenir IDE

Surveillance

Dénutrition.

Difficultés d'alimentation : dysphagie, douleurs, vomissements post-prandiaux.

Action à mener

- Prévention des complications thromboemboliques.
- Adapter l'alimentation : alimentation mixée, voire liquide en cas de dysphagie, fractionnement des repas.
- Conseils au patient gastrectomisé :
  - prévention du syndrome du petit estomac : fractionner les prises alimentaires sur la journée en prévoyant 6 à 8 repas ou collations par jour et ne pas boire pendant les repas ;
  - prévention du *dumping syndrome* : limiter les sucres d'absorption rapide et privilégier les sucres lents (pains, pâtes).
- Vérifier que le patient reçoit bien une injection de vitamine B12 tous les 3 mois.

27. Cancer de l'œsophage

Épidémiologie/anatomie pathologie

Il existe deux types histologiques de cancer de l'œsophage aux facteurs de risque différents.

Le cancer épidermoïde

C'est le plus fréquent. Il est lié principalement à la combinaison d'une intoxication alcoolique et tabagique. Il existe une très forte prédominance masculine.
Il est souvent associé aux autres cancers dus à l'intoxication alcoolo-tabagique : pharynx, larynx, et poumon.

L'adénocarcinome de l'œsophage

Il survient dans la partie inférieure de l'œsophage. Il est dû au reflux de l'acidité gastrique dans l'œsophage. Le reflux gastro-œsophagien chronique modifie la muqueuse (on parle d'endobrachyœsophage) qui va secondairement se cancériser.

Histoire naturelle

L'évolution loco-régionale est rapide, et fait toute la gravité du cancer de l'œsophage :

- extension longitudinale le long du tube œsophagien ;
- extension intraluminale obstruant rapidement la lumière de l'œsophage et responsable d'une dysphagie ;
- extension vers les organes du médiastin : arbre trachéo-bronchique, plèvre, aorte, péricarde.

Métastases ganglionnaires fréquentes : médiastinales puis cervicales ou abdominales.
Les métastases viscérales et osseuses sont rares.

Diagnostic

Circonstances de découverte

Lors d'une endoscopie de surveillance

Chez un patient ayant un endo-brachyœsophage lié à un reflux gastro-œsophagien chronique.

La dysphagie

Symptôme le plus fréquent, dû à l'obstruction de la lumière de l'œsophage par la tumeur.
Il s'agit d'une sensation de blocage du bol alimentaire : d'aggravation progressive, d'abord simple gène à la déglutition des aliments solides, elle évolue vers l'impossibilité complète de s'alimenter (aphagie).
Elle est responsable d'un amaigrissement.

Symptômes traduisant l'extension loco-régionale

Douleur thoracique, infection broncho-pulmonaire par fausse route ou fistulisation de la tumeur dans l'arbre respiratoire, dyspnée...

Diagnostic positif

Il repose sur la biopsie, réalisée lors de l'endoscopie de l'œsophage.

Bilan d'extension

- L'échographie endoscopique et le scanner thoracique permettent de préciser l'extension loco-régionale et la présence de ganglions.
- L'endoscopie trachéo-bronchique permet de rechercher une extension de la tumeur œsophagienne à la trachée ou à une grosse bronche.

Le PETscan au 18FDG permet des métastases ganglionnaires ou viscérales.

Évaluation du terrain

- Recherche d'autres cancers liés à l'intoxication alcoolo-tabagique : examen ORL systématique.
- Recherche d'autres pathologies liées à l'intoxication alcoolo-tabagique : maladie coronarienne, bronchite chronique, cirrhose...
- Recherche d'une dénutrition.

Traitement

Principes du traitement

La chirurgie

Seul traitement curatif mais elle est impossible chez la majorité des patients en raison soit d'une extension loco-régionale trop importante soit d'un terrain défavorable contre-indiquant la chirurgie (insuffisance respiratoire sévère, cirrhose décompensée...).
Elle consiste en une œsophagectomie subtotale avec curage ganglionnaire et remplacement par gastroplastie (l'estomac est tubulisé et est monté dans le médiastin pour remplacer l'œsophage).

Radio-chimiothérapie concomitante

La radiothérapie est réalisée en même temps qu'une chimiothérapie par cisplatine et FU. Elle est utilisée principalement en cas de contre-indication à la chirurgie, en particulier dans les tumeurs volumineuses ou associées à un envahissement ganglionnaire.

Traitements palliatifs de la dysphagie

Dilatations endoscopiques, endoprothèse œsophagienne, désobstruction par photocoagulation ou électrocoagulation.

Résultats des traitements

Le pronostic est sombre même pour les patients opérés : moins d'un sur 4 est encore vivant 5 ans après.
Le pronostic est souvent aggravé par le terrain : risque important de 2e cancer, décompensation d'une pathologie chronique liée à l'intoxication alcoolo-tabagique.

Conduite à tenir IDE

Surveillance

- Dysphagie : évaluer ce que le patient parvient à avaler qualitativement (liquide, solide) et quantitativement.
- Dénutrition.
- Fausse-route.

Action à mener

- Adapter l'alimentation aux possibilités du patient : alimentation mixée, voire liquide.
- Proposer une aide au sevrage alcoolique et tabagique.

28. Cancers du côlon et du rectum

Épidémiologie

Ce sont les cancers digestifs les plus fréquents en France et dans les pays développés.
Le siège est colique dans 60 % des cas et rectal dans 40 %.
L'âge médian au diagnostic est de 70 ans.

Facteurs de risque

- Alimentation riche en graisses et pauvre en fibres, fruits et légumes.
- Antécédent personnel de polype adénomateux du côlon ou du rectum.
- Colite inflammatoire : recto-colite hémorragique surtout.
- Formes familiales : 5 % des cancers colo-rectaux sont liés à la transmission d'une susceptibilité génétique.
- Polypose adénomateuse familiale : des centaines d'adénomes apparaissent sur tout le cadre colique dès la puberté et conduisent inexorablement à la survenue d'un cancer.
- Syndrome de Lynch : les sujets atteints présentent un risque majeur de cancer, le plus souvent du côlon droit, sans polypose préalable. Il existe aussi un risque augmenté d'autres cancers (endomètre, cavités excrétrices rénales...).

Anatomopathologie

Type histologique

Les tumeurs colo-rectales sont développées à partir de l'épithélium glandulaire. L'histologie prédominante est donc l'adénocarcinome, appelé *lieberkuhnien*.

Extension

Dans la majorité des cas, le cancer colo-rectal fait suite à un polype pré-existant.
La progression tumorale se fait :

- *localement* : à travers la paroi colo-rectale vers les organes de voisinage et le péritoine (carcinose péritonéale). L'extension locale est

plus fréquente dans les cancers du rectum du fait de l'étroitesse du pelvis : vessie, utérus, sphincter anal;
- *par voie lymphatique* vers les ganglions régionaux : ganglions péri-coliques et péri-rectaux;
- *par voie sanguine* : l'organe le plus souvent atteint est le foie, *via* la circulation porte.

Diagnostic

Circonstances de découverte

Dépistage systématique

La recherche de sang dans les selles par le test *Hemocult* peut amener à découvrir un polype ou un cancer asymptomatique et généralement de petite taille.

Saignement digestif

- Symptôme le plus classique mais qui n'est pas toujours présent.
- À type de rectorragie (sang rouge) le plus souvent.
- *Melenae* (sang noir « digéré ») dans le cancer du côlon droit.
- Peut passer inaperçu et se révéler par une anémie par carence en fer.

Modifications récentes du transit

- Constipation ou diarrhée.
- Le caractère récent doit faire rechercher un cancer du côlon.

Manifestations spécifiques aux tumeurs rectales

- Selles glairo-sanglantes.
- Faux besoins.
- Contractions rectales douloureuses.

Complications révélatrices

- Occlusion digestive par une tumeur colique sténosante.
- Péritonite par perforation de la tumeur ou du côlon.

Symptômes traduisant une forme avancée

- Douleurs abdominales, augmentation du volume de l'abdomen (ascite).
- Altération de l'état général, amaigrissement...

Diagnostic positif

La coloscopie totale (du rectum au caecum) est l'examen de référence en cas de suspicion de tumeur colo-rectale :
- permet l'ablation de polype ;
- permet la biopsie d'un cancer : l'examen anatomopathologique est indispensable pour affirmer le diagnostic. La biopsie permet également une analyse moléculaire de la tumeur permettant de guider le choix d'une thérapie ciblée.

Bilan d'extension

- Recherche de métastases : scanner thoracique et abdomino-pelvien.
- Évaluation de l'extension locale pour les cancers du rectum : IRM et échographie endoscopique.
- La coloscopie totale est indispensable à la recherche d'une 2e tumeur sur le cadre colique.

Traitement

Principes du traitement

La chirurgie

C'est généralement le premier temps du traitement.
Elle se fait par laparotomie médiane.
Exérèse de la tumeur primitive avec des marges de côlon et rectum sains : hémicolectomie droite pour une tumeur du côlon droit, proctectomie pour un cancer du rectum…
Les deux segments digestifs sont raccordés par une anastomose généralement réalisée dans le même temps.
L'ablation de la tumeur est associée à l'exérèse des ganglions satellites.
Cas particulier du cancer du bas rectum : lorsqu'il est bas situé et très proche (moins de 1 cm) du sphincter anal, celui-ci doit être enlevé dans le même temps. Dans ce cas, on réalise une amputation abdomino-périnéale enlevant le rectum et le canal anal. Une colostomie (généralement iliaque gauche) définitive est mise en place.
Complications : phlébite/embolie pulmonaire, infection, bride (responsable d'une occlusion), désunion anastomotique (responsable d'une péritonite). En cas de chirurgie rectale : troubles urinaires (rétention urinaire, incontinence) et impuissance.

La radiothérapie

Elle est indiquée dans les cancers du rectum pour diminuer le risque de rechute locale. Elle est généralement réalisée avant l'intervention chirurgicale.

Complications : urinaires (brûlures urinaires, fistule recto-vésicale) ou digestives (diarrhée, rectorragies, sténose rectale).

Traitements systémiques

La chimiothérapie

Le principal cytotoxique utilisé est le 5-fluoro-uracile, généralement associé à l'acide folinique qui en augmente l'efficacité.
Le 5FU est le plus souvent administré en perfusion de 48 h toutes les deux semaines.
Actuellement, deux autres cytotoxiques ont prouvé leur efficacité en association avec le 5FU : l'oxaliplatine, et l'irinotecan.

Thérapeutiques ciblées

Anticorps inhibiteurs du récepteur de l'EGF (cetuximab : *Erbitux*, panitumumab : *Vectibix*) et l'angiogénèse tumorale (bevacizumab : *Avastin*) : augmentent l'efficacité de la chimiothérapie en phase métastatique. L'efficacité des inhibiteurs de l'EGFR est dépendante des caractéristiques moléculaires de la tumeur.

Indications des traitements

Cancer colique non métastatique

Traitement chirurgical suivi d'une chimiothérapie adjuvante par 5FU, acide folinique et oxaliplatine s'il existe une atteinte ganglionnaire (principal facteur de mauvais pronostic).

Cancer rectal non métastatique

La chirurgie peut être précédée d'une radiothérapie.
Les tumeurs situées à moins de 1 cm du sphincter anal justifient une amputation abdomino-périnéale.

Cancer métastatique

La chimiothérapie est le traitement de référence. Elle peut être associée à un anticorps anti-EGFR ou au bevacizumab (*Avastin*) pour en augmenter l'efficacité. Le choix de la thérapeutique est fonction de l'analyse moléculaire de la tumeur.
La tumeur primitive peut être laissée en place si le patient est asymptomatique.
L'exérèse chirurgicale de métastases hépatiques peu nombreuses améliore le pronostic : elle peut être réalisée soit d'emblée, soit après réduction tumorale par une chimiothérapie.

Résultats des traitements

Stades localisés

80 % de survie à 5 ans en l'absence d'envahissement ganglionnaire, 60 % si les ganglions sont atteints.

Stades métastatiques

La chimiothérapie et la chirurgie des métastases font passer l'espérance de vie médiane de quelques mois à environ 3 ans.
Certains patients opérés de leurs métastases hépatiques peuvent avoir des survies très prolongées (plus de 10 ans).

Surveillance

Elle a pour but de détecter précocement une récidive mais aussi un 2e cancer du côlon. Outre l'examen clinique, elle comprend donc :
- une exploration du foie par échographie et un dosage du marqueur tumoral ACE ;
- la coloscopie à réaliser au moins tous les 5 ans, ou plus fréquemment en cas de polype.

Conduite à tenir IDE

Surveillance

- Saignement digestif : importance, retentissement fonctionnel.
- Occlusion digestive : nausées-vomissements, ralentissement voire arrêt des matières et des gaz, douleurs abdominales.
- Dénutrition, cachexie.

Action à mener

- Prévention des complications thromboemboliques.
- Éducation des patients pour la prise en charge d'une colostomie.

29. Cancer du pancréas

Épidémiologie

Le cancer du pancréas est rare avant 45 ans; son incidence augmente avec l'âge et la fréquence maximale se situe vers 75–80 ans.
Les facteurs de risque sont peu établis en dehors des antécédents familiaux et du tabac.

Anatomopathologie

Type histologique

La tumeur se développe le plus souvent au niveau de la tête du pancréas (près de 70 % des cas).
Le type histologique le plus fréquent est l'adénocarcinome.

Extension

Du fait de sa localisation, il s'étend rapidement aux organes adjacents : la voie biliaire principale (ictère), le duodénum (occlusion digestive haute), le péritoine (carcinose péritonéale), le plexus nerveux cœliaque (responsable de douleurs épigastriques à irradiation postérieure).
Les métastases sont également très fréquentes et précoces :

- ganglionnaires;
- viscérales, surtout hépatiques.

Diagnostic

Circonstances de découverte

Le cancer du pancréas est souvent de diagnostic tardif : les symptômes n'apparaissent généralement que lorsque la tumeur a dépassé le pancréas ou est devenue métastatique.

Les douleurs épigastriques

Elles irradient fréquemment dans le dos, sont majorées par l'alimentation et la position allongée et soulagées par la position penchée en avant.
Elles sont dues à l'envahissement par la tumeur du plexus nerveux cœliaque.

L'ictère

Il est lié à l'obstruction de la voie biliaire principale.
Il associe à la coloration jaune des téguments, des urines foncées, des selles décolorées et un prurit. Surtout, il favorise la dénutrition et l'asthénie.

Le syndrome cachectique

Il est particulièrement fréquent dans le cancer du pancréas. Il est responsable d'une altération rapide de l'état général.
Le cancer du pancréas est le plus souvent diagnostiqué à un stade avancé chez un patient dont l'état général se dégrade rapidement.

Diagnostic positif

Les examens d'imagerie vont permettre de visualiser la tumeur du pancréas : échographie en première intention et surtout scanner ou échographie – endoscopique qui sont des examens plus sensibles.
Le marqueur tumoral CA19-9 est fréquemment élevé dans le cancer du pancréas mais n'est pas spécifique (il est augmenté en cas d'ictère, quelle que soit la cause). Il est surtout utile pour suivre l'efficacité des traitements.
Le diagnostic de certitude nécessite la réalisation d'une biopsie : le plus souvent, elle est réalisée au cours d'une échographie endoscopique.

Bilan d'extension

Il repose principalement sur le scanner abdominal et l'échographie endoscopique.

Évaluation du terrain

État nutritionnel, co-morbidités.

Traitement

Principes du traitement

Le traitement chirurgical

Dans les tumeurs de la tête du pancréas, le geste habituel est une duodéno-pancréatectomie céphalique emportant le duodénum et la tête du pancréas.
Il s'agit d'une chirurgie lourde responsable de complications fréquentes (fistule pancréatique) et d'une mortalité non négligeable (5 %). Les séquelles possibles sont la diarrhée (nécessitant la prise orale d'enzymes pancréatiques) et le diabète.

Elle n'est possible que chez environ un patient sur 5 : tumeur localisée au pancréas, bon état général et absence de co-morbidité grave.
Elle est suivie d'une chimiothérapie adjuvante par gemcitabine (*Gemzar*) et capecitabine (*Xeloda*) qui diminue le risque de récidive.

La chimiothérapie

Elle est utilisée dans les formes inopérables, au moins lorsque l'état général n'est pas trop dégradé. Les combinaisons les plus utilisées sont : FOLFIRINOX (5FU, irinotecan et oxaliplatine) ou gemcitabine et nab-paclitaxel (*Abraxane*). Ces combinaisons ont cependant une toxicité importante. Chez les patients dénutris ou à l'état général altéré, la gemcitabine seule est utilisée.
Dans les tumeurs envahissant les organes de voisinage mais sans métastase, l'association d'une radiothérapie à la chimiothérapie peut se discuter (radio-chimiothérapie).

Prise en charge symptomatique

Elle est particulièrement importante dans les formes inopérables.

Les douleurs liées à l'envahissement du plexus cœliaque

Elles peuvent être très difficiles à soulager, la morphine étant dans certains cas peu efficace. Les anti-inflammatoires, les anti-dépresseurs ou les anti-convulsivants peuvent être utilisés.

L'ictère par compression de la voie biliaire principale

Il est traité par la pose d'une prothèse endo-biliaire au cours d'une endoscopie.

Résultats des traitements

Le cancer du pancréas reste de très mauvais pronostic malgré les progrès thérapeutiques récents.
Dans les formes opérables, environ 1 patient sur 5 survie à long terme.
Dans les formes inopérables, la chimiothérapie ne fait qu'allonger la survie de quelques mois et la plupart des patients décèdent dans l'année.

Conduite à tenir IDE

Surveillance

- Douleurs, en particulier épigastriques.
- Ictère, décoloration des selles.
- Dénutrition.
- Après duodéno-pancréactectomie : surveillance de la glycémie, diarrhée.

Action à mener

- Prévention de la dénutrition : recours à des suppléments hyper-caloriques et hyper-protidiques voire proposition d'une alimentation entérale artificielle ou parentérale.
- Prévention des complications thromboemboliques.

30. Carcinome hépatocellulaire

Épidémiologie

Le carcinome hépatocellulaire (CHC) est une tumeur primitive du foie. Il complique le plus souvent une cirrhose, maladie dégénérative du foie.
Il existe plusieurs étiologies à la cirrhose qui toutes peuvent se compliquer d'un CHC.
Les deux plus fréquentes sont :
- *intoxication alcoolique* : cause la plus fréquente en France ;
- *hépatites virales chroniques* : à virus B et surtout à virus C.

Diagnostic

Circonstances révélatrices

Le diagnostic est souvent tardif car le CHC reste longtemps asymptomatique.

Examen systématique

Dans la surveillance d'une cirrhose connue par l'échographie : c'est le seul moyen de découvrir un CHC de petite taille.

Les symptômes

Ils traduisent généralement la présence d'un CHC volumineux et inopérable :
- douleurs de l'hypochondre droit en rapport avec une tumeur très volumineuse ;
- cachexie fréquente et très précoce ;
- aggravation des signes de cirrhose : hémorragie digestive par rupture de varices œsophagiennes, ascite et œdème des membres inférieurs.

Les métastases sont rares.

Diagnostic positif

Biopsie

Elle peut être réalisée par voie percutanée à l'aiguille sous contrôle échographique ou lors d'une intervention chirurgicale. Elle est contre-indiquée en cas de troubles de l'hémostase ou d'ascite (fréquents en cas de cirrhose évoluée).

En cas de cirrhose connue

Le diagnostic de CHC peut être affirmé sans qu'il soit nécessaire de faire une biopsie si l'aspect radiologique (scanner, IRM) est caractéristique et si le marqueur tumoral, l'α-fœto-protéine (AFP), est élevé (>400 ng/mL).

Bilan d'extension

Il repose sur le scanner ou l'IRM du foie.

Évaluation du terrain

Gravité de la cirrhose : endoscopie digestive haute à la recherche de varices œsophagiennes, albuminémie, bilan d'hémostase.
Autres pathologies liées à l'alcool.
Dénutrition.

Traitement

Principes du traitement

Chirurgie

Elle consiste à réaliser une hépatectomie partielle emportant la tumeur.
Elle n'est que rarement possible soit pour des raisons liées à la tumeur (taille trop importante ou présence de nodules multiples), soit du fait de la sévérité de la cirrhose.
Lorsque la tumeur est limitée mais que la cirrhose rend impossible l'hépatectomie (risque d'insuffisance hépatique), une transplantation hépatique peut être envisagée.

Destruction percutanée

En alternative à la chirurgie, une tumeur hépatique peut être détruite par radiofréquence (utilisation de micro-ondes qui vont brûler la tumeur) ou alcoolisation (injection dans la tumeur d'alcool absolu).
Ces techniques sont réalisées par voie percutanée à l'aide d'une aiguille.

Chimio-embolisation

Elle consiste à placer un cathéter dans l'artère hépatique et à injecter une chimiothérapie en même temps que des microbilles qui vont bloquer la vascularisation de la tumeur (embolisation).
Ce traitement est indiqué en cas de tumeurs hépatiques multiples pour lesquelles aucun traitement local n'est envisageable.

Traitements systémiques

Un traitement anti-angiogénique oral (sorafenib, *Nexavar*) est actuellement le traitement de référence des stades métastatiques. La chimiothérapie peut également être utilisée dans les stades métastatiques, mais cependant avec une efficacité limitée.

Résultats des traitements

Dans les formes accessibles à un traitement local (chirurgie ou destruction percutanée), des rémissions prolongées sont possibles mais le pronostic est assombri par la cirrhose et le risque de développer un 2e CHC.
Dans les formes non opérables, le pronostic est très sombre et peu amélioré par les traitements. La plupart des patients décèdent dans l'année.

Conduite à tenir IDE

Surveillance

- Saignement digestif : melæna, hématémèse.
- Douleurs de l'hypochondre droit.
- Ascite (gonflement de l'abdomen) et œdèmes des membres inférieurs.
- Dénutrition.

Action à mener

- Proposition d'une aide au sevrage alcoolique.
- Proposition du dépistage de l'hépatite virale dans l'entourage.

31. Cancers de la cavité buccale et des voies aéro-digestives supérieures (VADS)

Épidémiologie

- Les voies aéro-digestives supérieures regroupent l'oropharynx (amygdales, voile du palais), le rhinopharynx (ou cavum), l'hypopharynx, le larynx, les sinus de la face et les glandes salivaires.
- 4e cancer de l'homme après celui du poumon, de la prostate, du côlon-rectum.
- Environ 10 fois moins fréquent chez la femme.

Facteurs de risque essentiels : tabagisme et alcoolisme chroniques

La majorité des patients atteints par un cancer des VADS sont des fumeurs.
Il existe une synergie entre tabac et alcool.
Rôle de la mauvaise hygiène bucco-dentaire pour les localisations bucco-pharyngées.

Certains cancers des VADS sont sans relation avec l'intoxication alcoolo-tabagique

- Cancers de l'oropharynx liés au virus HPV, sexuellement transmis.
- Cancer du cavum : lié au virus d'Epstein Barr, se rencontre chez des hommes jeunes plus souvent originaires d'Afrique du Nord ou de Chine.
- Cancer du sinus éthmoïdal dû à la sciure de bois (travailleurs du bois, ébénistes, menuisiers). C'est une maladie professionnelle de travailleurs du bois.
- Cancers des glandes salivaires.

Anatomopathologie

Types histologiques

Le type histologique habituel est le *carcinome épidermoïde.*
Autres types plus rares :
- cavum : carcinome indifférencié ;
- éthmoïde, glandes salivaires : adénocarcinome.

Extension

Extension progressive dans les tissus voisins.
Extension ganglionnaire cervicale précoce. Les cancers des VADS sont extrêmement lymphophiles.
Métastases viscérales : elles sont rares.
La gravité des cancers des VADS est donc surtout due à l'atteinte locale qui va retentir sur des fonctions physiologiques essentielles.

Diagnostic

Circonstances révélatrices

Dépistage

Lors d'un examen clinique systématique des patients à risque (antécédent de cancer).
Les états précancéreux intéressent essentiellement les cordes vocales. Elles constituent un signe d'alarme impliquant l'arrêt de l'intoxication alcoolo-tabagique.

Syndrome tumoral

Les VADS sont impliquées dans trois grandes fonctions : la phonation, la déglutition et la respiration. Une tumeur développée sur ces structures anatomiques va donc entraîner des perturbations d'une ou plusieurs de ces fonctions :

- phonation : dysphonie révélatrice du cancer de la corde vocale;
- déglutition : dysphagie pour les solides, puis pour les liquides, douleur à la déglutition (odynophagie), gêne à la mastication (tumeur de la cavité buccale);
- respiration : dyspnée témoignant d'un cancer laryngé évolué;
- otalgie (douleurs d'oreille) : le tympan est normal, il s'agit d'une douleur réflexe révélant une tumeur de l'amygdale ou de l'hypopharynx;
- palpation par le patient d'un ganglion cervical.

Cancer du cavum

Du fait de sa position anatomique au carrefour des cavités nasales et des trompes d'Eustache et à proximité de la base du crâne, le cancer du cavum se révèle par des symptômes spécifiques :

- obstruction nasale unilatérale et épistaxis récidivante;
- hypoacousie et autophonie (voix qui résonne);
- céphalées, diplopie.

Diagnostic positif

Il nécessite la réalisation d'une biopsie sous anesthésie locale ou générale suivant la localisation de la tumeur.

Bilan d'extension

Objectifs

Préciser l'extension locale et ganglionnaire.
Rechercher un 2e cancer lié à l'intoxication alcoolo-tabagique.

Pan-endoscopie sous anesthésie générale

Elle permet un examen direct du larynx et de l'hypopharynx. Une endoscopie œsophagienne et bronchique est réalisée dans le même temps.

Examens radiologiques

- Scanner du cou et de la face.
- Panoramique dentaire : recherche un envahissement osseux pour les tumeurs de la cavité buccale.
- Recherche de métastases à distance : PETscan au 18FDG

Marqueurs tumoraux dans les cancers du cavum

On utilise les anticorps sériques dirigés contre le virus EBV : ils aident au diagnostic, sont corrélés à l'extension et participent à la surveillance suivant le traitement.

Évaluation du terrain

- Recherche d'autres pathologies liées à l'intoxication alcoolo-tabagique : cirrhose, bronchite chronique…
- Évaluation de l'état nutritionnel.
- Évaluation de l'état buccodentaire, souvent mauvais : des soins bucco-dentaires pourront être nécessaires avant radiothérapie ou chimiothérapie. Les chicots et les dents sièges d'une carie importante devront être extraits préalablement.

Traitement

Principes de traitement

Chirurgie

C'est le traitement de référence mais elle entraîne souvent d'importantes séquelles fonctionnelles et esthétiques. La chirurgie traite la tumeur primitive et les aires ganglionnaires de drainage.

Au niveau de la tumeur primitive

Elle doit permettre de retirer la tumeur dans sa totalité ainsi que les tissus de proximité pour obtenir des marges d'exérèse saines. Plusieurs types de chirurgie peuvent être proposés :

- ablation par voie endoscopique en utilisant le laser : concerne en particulier les tumeurs localisées des cordes vocales;
- chirurgie fonctionnelle conservant les fonctions de phonation, déglutition et respiration. Elle n'est pas possible dans toutes les localisations. Exemple : laryngectomie partielle;
- chirurgie radicale emportant tout un organe et entraînant des séquelles fonctionnelles importantes. Exemple : laryngectomie totale supprimant la phonation et nécessitant un abouchement définitif de la trachée à la peau (trachéostomie). La rééducation vocale peut cependant permettre de restaurer une communication orale de bonne qualité.

Au niveau des ganglions cervicaux

L'exérèse des ganglions cervicaux est réalisée s'il existe des adénopathies palpables et parfois de façon systématique.

La radiothérapie

- Son efficacité est identique à la chirurgie dans les petites tumeurs.
- Elle concerne la tumeur et dans certains cas les ganglions cervicaux satellites.
- À la phase aiguë, les effets indésirables sont principalement la mucite (entraînant des douleurs majorées par la déglutition) et l'épidermite, qui régresseront à la fin de l'irradiation, et l'asialie (arrêt de la sécrétion salivaire), qui sera définitive.
- Les séquelles sont l'asialie, les scléroses cutanées et l'ostéoradionécrose mandibulaire.

La chimiothérapie

- Les cytotoxiques les plus utilisés sont le 5-Fluoro-Uracile, le cisplatine et le docetaxel (*Taxotere*).
- La chimiothérapie est utilisée en association à la radiothérapie dans les tumeurs localement avancées ou seule en situation métastatique.
- Dans les stades métastatiques, l'efficacité de la chimiothérapie peut être augmentée par l'utilisation d'un anticorps dirigé contre le récepteur de l'EGF, le cetixumab (*Erbitux*).

Indications des traitements

Dans les petites tumeurs

La radiothérapie exclusive et la chirurgie ont une efficacité identique. Le choix entre les deux va être principalement fonction de la localisation de la tumeur. La chirurgie sera privilégiée si elle est possible sans entraîner de séquelles fonctionnelles ou esthétiques trop importantes.

Dans les tumeurs plus volumineuses

Les possibilités thérapeutiques sont :
- la chirurgie radicale, souvent invalidante;
- l'association radiothérapie – chimiothérapie lorsque la chirurgie est impossible;
- cas particulier des cancers du larynx volumineux : on débute par une chimiothérapie première. Si l'efficacité est importante, une radio-chimiothérapie peut être entreprise avec une probabilité plus importante de guérison, si la chimiothérapie est peu efficace une laryngectomie totale est réalisée.

Les cancers du cavum

Ils sont traités par radiothérapie et chimiothérapie. La chirurgie n'est pas indiquée, exceptée au niveau des ganglions cervicaux.

Résultats des traitements

Le pronostic est globalement médiocre avec une survie à 5 ans inférieure à 50 %.
Le faible taux de survie est lié en partie au terrain : beaucoup de patients présentent un 2e cancer ou une autre pathologie liée à l'intoxication alcoolo-tabagique.

Conduite à tenir IDE

Surveillance

- Difficultés de déglutition, fausses-routes.
- Dyspnée.
- Difficultés d'élocution.
- Douleurs.
- État nutritionnel.

Actions à mener

- Prises en charge des complications de la radiothérapie :
  - fluoruration quotidienne des dents à l'aide de gouttières adaptées : favorise la conservation des dents restantes ;
  - bains de bouche pluriquotidiens, avec du bicarbonate de sodium en solution à 14 g/L ;
  - l'épidermite est asséchée par l'éosine, éventuellement enduite de *Biafine* ;
  - utilisation de salive artificielle si asialie.
- Aide à la réadaptation psychologique, contact avec des associations d'ancien malade.
- Proposition d'aide pour le sevrage tabagique et alcoolique.
- Prévention de la dénutrition : recours à des suppléments hypercaloriques et hyper-protidiques voire proposition d'une alimentation artificielle entérale (après pose d'une sonde gastrique ou d'une gastrostomie).

4

PARTIE

Cancers broncho-pulmonaires

32. Cancers du poumon

Épidémiologie

- *C'est la première cause de décès par cancer* dans le monde (1,1 million de décès par an) et en France (30 000 décès en France en 2015).
- L'âge médian au diagnostic est de 65 ans.
- Il existe une prédominance masculine nette : 5 hommes pour une femme.
- L'incidence a considérablement augmenté depuis 50 ans, principalement du fait du développement du tabagisme.

Facteurs de risque

Rôle du tabagisme

C'est le facteur de risque essentiel du cancer bronchique.
Environ 85 % des cancers du poumon sont attribuables au tabagisme.
Les fumeurs ont un risque multiplié par 10 de développer un cancer des poumons, comparativement aux sujets non-fumeurs.
On estime que 15 % des fumeurs présenteront un cancer du poumon au cours de leur vie.
Le tabagisme féminin s'est développé plus tard que celui de l'homme. C'est ce qui explique qu'actuellement la fréquence du cancer du poumon augmente chez la femme alors qu'elle s'est stabilisée chez l'homme.

Exposition professionnelle

5 % des cas seraient attribuables à une exposition professionnelle.
Le carcinogène professionnel le plus souvent impliqué est l'amiante (également responsable de mésothéliome). Son activité carcinogène est synergique de celle du tabac.

Anatomopathologie

Types histologiques

Il existe deux grands types histologiques de cancers bronchiques, de présentation clinique, de pronostic et de traitement différents :
- les carcinomes à petites cellules (CPC) : 20 % des cas;
- les carcinomes non à petites cellules (CNPC) : 80 %.

Extension

Extension locale

Paroi thoracique, plèvre (épanchement pleural), grosses bronches. Organes médiastinaux : péricarde (péricardite), gros vaisseaux (veine cave supérieure, aorte…), trachée, œsophage.

Métastases précoces

- Ganglionnaires au niveau du médiastin.
- Osseuses.
- Viscérales : surrénales, foie, cerveau.

Diagnostic

Circonstances de découverte

Manifestations pulmonaires

- Toux : symptôme non spécifique, mais son apparition récente ou la modification d'une toux ancienne chez un fumeur doit impérativement faire rechercher un cancer du poumon.
- Hémoptysie (crachat de sang au cours d'un effort de toux) : signe d'alarme, même si elle ne survient qu'une seule fois.
- Pneumopathie infectieuse récidivante.
- Essoufflement inhabituel.

Signes traduisant une extension locale

- Douleur thoracique (atteinte de la paroi), dysphagie (compression de l'œsophage)…
- Syndrome cave supérieur lié à la compression de la veine cave supérieure par la tumeur ou un ganglion : œdème et cyanose du visage, du cou et des membres supérieurs, dyspnée, céphalées.
- Tumeur de l'apex (sommet du poumon) responsable d'une compression du plexus brachial : douleurs et déficit neurologique dans le membre supérieur.
- Épanchement pleural ou péricardique.

Manifestations traduisant l'extension métastatique

- Douleurs osseuses, compression médullaire, fracture.
- Métastases cérébrales révélatrices : céphalées, hémiplégie, crise convulsive...
- Situation fréquente car les métastases sont de survenue précoce.

Syndromes paranéoplasiques

- *Endocriniens* : sécrétion inappropriée d'hormone anti-diurétique par la tumeur responsable d'une hyponatrémie (confusion, coma).
- *Hippocratisme digital* : aspect recourbé des ongles.
- *Neurologiques* : dues à la production d'auto-anticorps. Une des manifestations les plus fréquentes est la polynévrite : douleurs et diminution de la sensibilité des 4 membres.

Syndrome cachectique

Très fréquent au diagnostic.

Thrombose veineuse profonde

Phlébite, embolie pulmonaire.

Diagnostic positif

- *Radiographie de thorax* : elle peut montrer des signes évocateurs mais le fait qu'elle soit normale n'élimine pas le diagnostic.
- *Scanner thoracique* : examen de référence, il est systématique dès qu'il existe des signes cliniques évocateurs de cancer du poumon.
- *Endoscopie bronchique* : réalisée chez un patient à jeun, après vérification de l'hémostase et sous anesthésie locale. Elle permet de visualiser une tumeur située sur une grosse bronche mais peut être normale si la tumeur est en périphérie du poumon et non accessible au fibroscope. Elle permet la réalisation de biopsies de la tumeur.
- *Examen histologique* : indispensable pour affirmer le diagnostic et préciser le type histologique. La biopsie peut être réalisée par fibroscopie bronchique, écho-endoscopie bronchique (sous anesthésie générale) ou biopsie sous scanner ou médiastinoscopie (au bloc opératoire, une fibre optique est introduite dans le médiastin par une incision au-dessus du sternum).

Bilan d'extension

Il doit être complet, surtout lorsqu'une chirurgie est envisagée.

Scanner thoracique et abdominal, IRM cérébrale, scintigraphie osseuse.

La tomographie par émission de positons au 18–fluoro–déoxyglucose (TEP-scanner, voir *La tomographie par émissions de positons*, page 37) permet de réaliser un bilan d'extension complet en un seul examen.

Il peut visualiser des métastases dans n'importe quel organe sauf le cerveau, une IRM cérébrale doit donc toujours être réalisée.
En cas de ganglion médiastinal suspect au petscan, et si cela a une influence sur les choix thérapeutiques, une médiastinoscopie pourra être réalisée en vue d'un examen histologique du ganglion.

Évaluation du terrain

Rechercher d'autres pathologies liées au tabagisme

Bronchite chronique, insuffisance coronarienne, artérite des membres inférieurs…

Évaluation de la fonction respiratoire

Bilan indiqué si un traitement local, chirurgie ou radiothérapie, est envisagé :
- épreuves fonctionnelles respiratoires ;
- gaz du sang ;
- scintigraphie pulmonaire.

Le but de ce bilan est de déterminer quelle sera la fonction pulmonaire une fois qu'une partie du poumon aura été enlevée (chirurgie) ou détruite (radiothérapie).

Cancer du poumon non à petites cellules

Épidémiologie

Il représente 80 % des cancers du poumon.

Anatomopathologie

Il existe plusieurs types histologiques : adénocarcinome (le plus fréquent), carcinome épidermoïde et carcinome indifférencié à grandes cellules.
Les adénocarcinomes peuvent être associés à des anomalies moléculaires spécifiques qui sont très importantes à rechercher car pouvant conduire à des thérapeutiques ciblées (anomalies des gènes EGFR, BRAF, ALK, ROS1…). Ces anomalies moléculaires sont plus fréquentes chez les non-fumeurs.
Les anomalies moléculaires peuvent également être recherchées dans le sang car on peut y trouver de l'ADN tumoral.

Particularités cliniques

Ils sont le plus souvent diagnostiqués sur des signes respiratoires d'apparition progressive.
Des métastases viscérales ou osseuses sont présentes chez près de la moitié des patients au diagnostic.

Traitement

Principes du traitement

La chirurgie

C'est le seul traitement curatif.
En fonction de l'extension de la tumeur et de son siège, elle repose soit sur une lobectomie, soit sur une pneumectomie associée à un curage ganglionnaire hilaire et médiastinal du même côté.
Elle est contre-indiquée en cas de métastases à distance et si la fonction respiratoire est trop précaire.

La radiothérapie

Elle est réalisée sur la tumeur et les ganglions satellites.
Elle est généralement associée à la chimiothérapie (radio-chimiothérapie) pour en augmenter l'efficacité.
Son indication est le cancer du poumon étendu aux organes de voisinage et inopérable ou en cas d'atteinte ganglionnaire médiastinale.
Ses effets indésirables sont principalement l'œsophagite (douleurs à la déglutition) et la pneumopathie radique.

La chimiothérapie

La chimiothérapie est surtout utilisée dans les formes localement avancées ou métastatiques. Elle augmente la durée de vie et apporte une amélioration symptomatique chez environ la moitié des patients.
Le cytotoxique de référence est le cisplatine (ou le carboplatine), le plus souvent associé au pemetrexed (*Alimta*) en cas d'adénocarcinome ou à la gemcitabine (*Gemzar*) en cas de carcinome épidermoïde.

Les thérapies ciblées

• Les inhibiteurs de tyrosine kinase, administrés par voie orale, sont plus efficaces que la chimiothérapie lorsqu'il existe une anomalie moléculaire spécifique (en particulier mutation de l'EGFR).
• Les anticorps inhibiteurs du VEGF (bevacizumab, *Avastin*) améliorent l'efficacité de la chimiothérapie dans les adénocarcinomes au stade métastatique.

• L'immunothérapie par un anticorps anti-PD1 ou PDL1 est utilisée au stade métastatique ; elle a une efficacité supérieure à la chimiothérapie après l'échec d'un premier traitement (2e ligne) ou même d'emblée si la tumeur exprime fortement PDL1.

Principales indications

Tumeurs localisées opérables d'emblée

Lorsque la fonction respiratoire le permet, le traitement de choix est la chirurgie.

La chimiothérapie post-opératoire (adjuvante) diminue le risque de rechute. Elle est indiquée principalement en cas d'atteinte ganglionnaire.

La radiothérapie est réalisée en cas de contre-indication à la chirurgie.

Tumeurs envahissant les organes de voisinage sans métastase à distance

Le traitement repose sur l'association de radiothérapie et de chimiothérapie.

En cas de réduction tumorale satisfaisante, une chirurgie peut parfois être réalisée.

Tumeurs métastatiques

Le traitement spécifique repose avant tout sur la chimiothérapie. Son objectif est palliatif, centré sur l'amélioration symptomatique.

Les inhibiteurs de tyrosine kinase sont préférés à la chimiothérapie en cas d'anomalie moléculaire.

La radiothérapie est indiquée sur les métastases osseuses hyperalgiques et les métastases cérébrales symptomatiques.

Des traitements palliatifs de la dyspnée peuvent également être proposés (désobstruction bronchique par laser, mise en place de prothèse endo-bronchique).

Résultats des traitements

Le pronostic reste globalement sombre car le cancer est inopérable dans 2/3 des cas et l'efficacité de la chimiothérapie faible.

Dans les formes inopérables, l'espérance de vie médiane est de l'ordre d'un an après chimiothérapie. Elle peut être beaucoup plus longue en cas d'anomalie moléculaire spécifique traitée par inhibiteur de tyrosine kinase. L'imminuthérapie permet également d'obtenir des survies prolongées chez certains patients.

Dans les formes opérées, le pronostic est fonction de l'existence de métastases ganglionnaires. La survie à long terme est supérieure à 50 % en l'absence de métastases ganglionnaires.

Carcinome bronchique à petites cellules

Particularités cliniques

Il s'agit d'un cancer à développement très rapide. Les premiers symptômes sont généralement apparus depuis moins de deux mois au moment du diagnostic. L'aggravation se fait de jour en jour. C'est donc une urgence thérapeutique.

Des métastases extra-thoraciques sont présentes d'emblée dans 70 % des cas.

Les syndromes paranéoplasiques sont fréquents.

Traitement

Principes du traitement

La chimiothérapie

Le CPC est initialement très chimiosensible.

Le protocole classique repose sur l'association de cisplatine et d'etoposide.

La radiothérapie

Il s'agit d'un cancer également très radiosensible.

Elle est généralement associée à la chimiothérapie.

Elle est utilisée seule à visée symptomatique sur des métastases cérébrales ou osseuses.

La chirurgie

Elle n'est généralement pas possible du fait que le CPC est presque toujours étendu au diagnostic : importance de l'extension loco-régionale et grande fréquence des métastases.

Indications

Le traitement du CPC est une urgence

Tumeurs localisées au thorax (absence de métastase extra-thoracique, d'épanchement pleural ou péricardique)

Le traitement repose sur l'association de chimiothérapie et radiothérapie.

Présence de métastases extra-thoraciques

Une polychimiothérapie seule est réalisée.

Irradiation préventive du cerveau

Elle est indiquée si une rémission est obtenue pour diminuer le risque de rechute cérébrale qui est très important.

Traitement symptomatique des complications

Syndrome cave supérieur

Mesures immédiates : anticoagulation efficace par héparine, corticothérapie et surélévation de la tête du lit.
Pose d'une endoprothèse vasculaire en cas d'inefficacité des traitements spécifiques.

Syndrome de sécrétion inappropriée d'ADH

Mesures immédiates : la restriction hydrique, éventuellement associée à des apports de NaCl et à des diurétiques.

Résultats des traitements

- Le traitement (chimiothérapie +/– radiothérapie) permet le plus souvent d'obtenir une réduction tumorale rapide et une nette amélioration symptomatique. Une rémission complète peut souvent être obtenue.
- Le plus souvent, une rechute intervient moins d'un an après l'arrêt du traitement. L'efficacité de la chimiothérapie est alors plus faible.
- Les rechutes cérébrales sont particulièrement fréquentes.
- Malgré l'efficacité initiale des traitements, le pronostic reste catastrophique : l'espérance de vie médiane est de l'ordre de un an dans les tumeurs métastatiques, un peu plus longue dans les tumeurs localisées au thorax. Très peu de patients sont encore en vie 5 ans après le diagnostic.

Conduite à tenir IDE

Surveillance

- Dyspnée : intensité, retentissement fonctionnel.
- Hémoptysie : apprécier le volume.
- Douleurs.
- État nutritionnel.

Action à mener

- Proposition d'une aide au sevrage tabagique (surtout pour les patients candidats à la chirurgie).
- Prévention de la dénutrition : recours à des suppléments hyper-caloriques et hyper-protidiques, voire proposition d'une alimentation parentérale.

PARTIE

Hémopathies

33. Leucémie lymphoïde chronique

Les lymphocytes sont des globules blancs chargés en particulier de la production des anticorps et de la défense contre les infections. Ils sont surtout présents au niveau des organes lymphoïdes : les ganglions, la rate, le foie, le thymus et la moelle osseuse. Mais ils peuvent également être retrouvés en plus faible quantité au niveau de nombreux organes non lymphoïdes : les poumons, l'os, le tube digestif ...

Des cancers peuvent se développer aux dépens des lymphocytes.

La leucémie lymphoïde chronique est constituée de lymphocytes d'aspect normaux qui s'accumulent dans le sang (leucémie), la moelle osseuse, les ganglions et la rate.

Les lymphomes sont des tumeurs malignes qui prennent naissance dans un ganglion ou plus rarement la rate ou un organe non lymphoïde. L'atteinte de la moelle osseuse est rare et secondaire à l'atteinte des ganglions.

Le myélome multiple est une prolifération dans la moelle osseuse de lymphocytes spécialisés produisant des anticorps (les plasmocytes) et responsables de lésions du squelette.

Les leucémies aiguës lymphoblastiques sont une prolifération intense de lymphocytes anormaux (indifférenciés) dans la moelle osseuse et le sang.

Épidémiologie

Il s'agit de la plus fréquente des leucémies de l'adulte.

Sa fréquence croît avec l'âge : son pic de fréquence se situe entre 50 et 70 ans.

La LLC est deux fois plus fréquente chez l'homme que chez la femme.

Physiopathologie - Évolution

Il s'agit d'une maladie d'évolution lente et progressive. Elle peut rester stable pendant de nombreuses années.

Les lymphocytes de la LLC vont progressivement envahir la moelle et gêner son fonctionnement :

Diminution des cellules sanguines produites par la moelle (insuffisance médullaire)

Globules rouges

Anémie responsable d'une fatigue accrue et d'un risque d'insuffisance cardiaque.

Plaquettes

Thrombopénie responsable de purpura et d'un risque d'hémorragie (digestive, cérébrale). Le purpura est caractérisé par la présence de pétéchies sur la peau : petits points rouges qui ne s'effacent pas à la pression.
Les pétéchies n'ont aucune gravité en eux même mais sont un signe d'alarme pour la présence d'une thrombopénie.

Polynucléaires neutrophiles

Neutropénie entraînant un risque d'infection.

Diminution des lymphocytes normaux

Risque accru d'infection (immunosuppression)

Maladies auto-immunes

Responsables de la destruction des globules rouges (anémie hémolytique auto-immune) ou des plaquettes (purpura thrombopénique immunologique).

Transformation en lymphome agressif (syndrome de Richter)

Les patients présentent une altération de l'état général et un accroissement rapide de la taille des adénopathies.
Le pronostic est très sombre.

Circonstances de découverte

Le plus souvent : découverte fortuite sur un hémogramme d'une hyperlymphocytose (plus de 4 G/l de lymphocytes).
Adénopathies (multiples ganglions palpables au niveau du cou, des creux axillaires et inguinaux) ou splénomégalie (rate augmentée de volume et palpable).
Complications inaugurales : infections ou troubles immunitaires.

Diagnostic positif

Il repose sur l'analyse des lymphocytes sanguins.

La recherche de protéines spécifiques présentes à leur surface (CD5 et CD20) permet d'affirmer que ces lymphocytes sont anormaux et constituent une LLC : c'est l'immunophénotypage.
Le myélogramme et la biopsie ostéo-médullaire ne sont généralement pas nécessaires au diagnostic.

Bilan d'extension

Il repose surtout sur l'examen clinique (présence d'adénopathies, d'une splénomégalie) et l'hémogramme. Le pronostic est plus mauvais s'il existe plus de trois aires ganglionnaires envahis et surtout en cas d'anémie ou de thrombopénie.
Les autres examens biologiques sont réalisés à la recherche d'une complication immunologique : électrophorèse des protides, recherche d'anticorps anti-globules rouges (test de Coombs), recherche d'une hémolyse (haptoglobine, LDH).

Traitement

L'abstention thérapeutique

Dans 2/3 des cas, la LLC est très peu évolutive et n'entraîne pas de retentissement sur les autres cellules sanguines. Il est alors possible de s'abstenir de tout traitement et de simplement surveiller.
Chez la moitié de ces patients, il sera necessaire de débuter un traitement après quelques mois ou années d'évolution.

La chimiothérapie

L'association fludarabine (*Fludara*) cyclophosphamide et rituximab est le traitement de reference chez les patients de moins de 75 ans

Le rituximab est un anticorps monoclonal anti CD20

La monochimiothérapie par chlorambucil (*Chloraminophène*)

Elle est administrée par voir orale et sa tolérance est bonne mais son efficacité est inférieure aux traitements plus récents. Elle peut être utilisée dans des formes peu agressives chez le sujet âgé.

Anticorps monoclonaux

D'autres anticorps monoclonaux peuvent être utilisés en cas d'échec de la chimiothérapie ou d'emblée en cas de facteurs de mauvais pronostic : alemtuzumab (*Campath*), ibrutinib (*Imbruvica*), idélalisib (*Zydélig*).

Il est efficace dans les LLC résistantes à la chimiothérapie mais il est très immunosuppresseur.

Mesures symptomatiques

Corticothérapie en cas d'anémie hémolytique auto-immune ou de purpura thrombopénique immunologique.
Patients sous fludarabine ou sous CAMPATH :

- Prévention des infections opportunistes par Bactrim et valacyclovir (*Zelitrex*).
- Si une transfusion est nécessaire, des produits irradiés doivent être utilisés.

Résultats des traitements

Il s'agit d'une maladie incurable mais d'évolution très lente qui peut n'entraîner aucun symptôme et ne nécessiter aucun traitement pendant de nombreuses années.
Après une réponse initiale au traitement, des rechutes surviennent à des intervalles de plus en plus courts, jusqu'à un échappement au traitement.

Conduite à tenir IDE

Surveillance

- anémie : fatigue intense, tachycardie, essoufflement à l'effort;
- thrombopénie : purpura, saignement du nez ou des gencives;
- infection : fièvre, altération brutale de l'état général, diarrhée, zona;

Action à mener

En cas de fièvre, consultation médicale immédiate et réalisation de prélèvements bactériologiques fonctions du point d'appel (diarrhée, expectoration...) et au minimum des hémocultures.

34. Lymphomes malins hodgkiniens et non hodgkiniens

Les lymphomes malins hodgkiniens

Définition

Les lymphomes forment un groupe hétérogène de pathologies malignes caractérisées par l'existence d'une prolifération de lymphocytes anormaux dans les organes lymphoïdes (ganglions, rate, thymus) ou plus rarement dans d'autres tissus.
On distingue classiquement la maladie de Hodgkin, caractérisée histologiquement par la présence de la cellule de Sternberg, et les lymphomes malins non hodgkiniens, qui ne présentent pas de cellule de Sternberg.

Épidémiologie

La fréquence des lymphomes est en augmentation constante dans les pays développés, sans que l'on n'en sache la cause.
Ils peuvent survenir à tout âge.

Facteurs de risque

Certaines infections virales, en particulier par les virus VIH et EBV (Epstein Bar Virus).
Un état d'immunosuppression (transplantation d'organe).

Circonstances de découverte

Syndrome tumoral

Il s'agit surtout d'adénopathies :
- adénopathies superficielles palpables ;
- adénopathies profondes révélées par la compression d'un organe de voisinage.

Splénomégalie, hépatomégalie...

Symptômes traduisant une réaction inflammatoire (« symptômes B »)

- Amaigrissement de plus de 10 % du poids du corps au cours des 6 derniers mois.
- Fièvre supérieure à 38 °C persistante.
- Sueurs nocturnes profuses (obligeant le patient à se changer et à changer la literie au milieu de la nuit).
- Prurit inexpliqué : surtout au cours de la maladie de Hodgkin.

Diagnostic positif

La biopsie ganglionnaire

Adénopathie périphérique : la biopsie est réalisée sous anesthésie locale et sous contrôle échographique.
En l'absence de ganglion périphérique : médiastinoscopie si adénopathie médiastinale, ponction-biopsie sous scanner ou coeliochirurgie pour des adénopathies rétropéritonéales.
L'examen anatomopathologique permet le diagnostic positif de lymphome et d'en préciser le type.
Il peut être nécessaire de réaliser des examens supplémentaires afin d'affiner le diagnostic et préciser le pronostic : immunohistochimie, cytogénétique, biologie moléculaire.

Bilan d'extension

Examen clinique complet

Permettant un inventaire des adénopathies.

Biologie

Dosage de la lactico-déshydrogénase (LDH) et de la bêta-2-microglobulinémie

Leur augmentation est le reflet d'une masse tumorale importante et est un facteur de mauvais pronostic.

Recherche d'un syndrome inflammatoire

Hémogramme, vitesse de sédimentation, électrophorèse des protéines, fibrinogène, albumine. Sa présence est un facteur de mauvais pronostic, en particulier dans la maladie de Hodgkin.

Radiologie

Scanner thoraco-abdomino-pelvien ou tomographie par émission de positons au 18-fluorodésoxyglucose (TEPscan).

Biopsie médullaire

Réalisée à la recherche d'un envahissement médullaire.

Ponction lombaire

À la recherche d'une atteinte neuroméningée dans les lymphomes malins non hodgkiniens agressifs.

Évaluation du terrain

- Sérologie VIH.
- Évaluation de la fonction cardiaque avant chimiothérapie : échographie cardiaque et l'électrocardiogramme.
- Explorations fonctionnelles respiratoires avant une chimiothérapie intensive avec autogreffe.

La maladie de Hodgkin

Épidémiologie

La maladie de Hodgkin s'observe principalement chez l'adulte jeune (15–35 ans).

Circonstances de découverte

- Adénopathie sus-diaphragmatiques (cervicales ou médiastinales) : c'est la circonstance de découverte la plus fréquente.
- Prurit généralisé alors que la peau apparaît saine.
- Signes généraux : fièvre, sueurs.

Diagnostic positif

Il repose sur la biopsie ganglionnaire permettant de mettre en évidence des cellules de Reed-Sternberg.

Principes du traitement

Proposer une conservation de sperme aux sujets masculins avant chimiothérapie

Chimiothérapie

Le protocole de référence est l'association ABVD (adriblastine, bléomycine, vindésine et deticène).

Radiothérapie

Elle est utilisée en association avec la chimiothérapie et est réalisée sur les ganglions atteints.

Principales indications

- Formes localisées :
  - l'objectif du traitement est d'obtenir une guérison en évitant les complications à long terme ;
  - le traitement de référence est une chimiothérapie (3 à 4 cycles d'ABVD) suivie d'une radiothérapie sur les sites atteints.
- Formes avancées :
  - le traitement de référence est de 6 à 8 cycles d'ABVD, suivis éventuellement d'une radiothérapie.

Résultats des traitements

- Les traitements actuels permettent de guérir plus de 2/3 des patients.
- Les formes localisées à une aire ganglionnaire et sans signe inflammatoire sont guéries dans plus de 90 % des cas.
- Le pronostic est un peu moins bon s'il existe des signes généraux ou un syndrome inflammatoire biologique.

Surveillance

Vérifier l'absence de rechute

Examen clinique, scanner.

Rechercher des complications tardives de la chimiothérapie

- Stérilité.
- Ménopause précoce chez la femme.
- Insuffisance cardiaque due à la doxorubicine.
- Leucémies aiguës chimio-induites, de très mauvais pronostic.

Les lymphomes malins non hodgkiniens (LMNH)

Il existe de nombreux types de LMNH qui diffèrent par la présentation clinique, la rapidité d'évolution et le pronostic.
Les LMNH peuvent être regroupés en trois catégories :

Les LMNH indolents

Ils sont d'évolution lente et peuvent rester plusieurs années sans entraîner de symptômes importants.
Les traitements permettent souvent d'obtenir une rémission mais les rechutes sont quasi-constantes. Les patients ne peuvent donc généralement pas être guéris.
Le plus fréquent des LMNH indolents est le lymphome folliculaire. La médiane de survie des patients atteints de ce LMNH est de 10 ans.

Traitement

L'abstention thérapeutique est justifiée dans les formes à faible masse tumorale.
En cas de forte masse tumorale, le traitement de reference actuel repose sur une polychimiothérapie (protocole CHOP) associée à un anticorps monoclonal dirigé contre les lymphocytes B (antiCD20), le rituximab (*Mabthera*).

Les LMNH agressifs

Ils sont d'évolution rapide : les symptômes apparaissent en quelques semaines et l'état du patient s'aggrave rapidement.
En l'absence de traitement, les patients décèdent en quelques semaines.
Les LMNH agressifs sont très chimiosensibles : une rémission complète est très souvent obtenue. Environ la moitié des patients sont guéris par la chimiothérapie.
Les plus fréquents des LMNH agressifs sont les lymphomes diffus à grandes cellules B.

Traitement

Formes de bon pronostic

Le traitement repose sur l'association d'une polychimiothérapie et de l'anticorps rituximab.
La polychimiothérapie est soit le protocole CHOP soit une chimiothérapie renforcée chez le sujet jeune.

Formes de mauvais pronostic

Une autogreffe de cellules souches est proposée dès l'obtention de la rémission complète.
L'autogreffe de cellules souches est réalisée en plusieurs phases :

- réalisation d'une chimiothérapie, suivie d'injections de G-CSF (facteur de croissance) : les cellules normalement présentes dans la moelle osseuse et à partir desquelles se forment les cellules sanguines (cellules souches) passent dans le sang ;
- les cellules souches présentes dans le sang sont recueillies par cytaphérèse ;
- une chimiothérapie intensive est réalisée : elle entraîne une baisse profonde et durable des cellules sanguines (aplasie) ;
- pour diminuer la durée de l'aplasie, les cellules souches du patient lui sont réinjectées.

Les LMNH hautement agressifs

Ils sont d'évolution très rapide. Leur pronostic est plus réservé.

Le lymphome de Burkitt en est un exemple typique

- Chez l'adulte, il est plus fréquent chez les sujets VIH+ ou africains. Il se présente souvent sous la forme d'une volumineuse tumeur abdominale.
- Chez l'enfant africain, il est lié au virus d'Epstein Barr (EBV) et se présente sous la forme d'une tumeur de la mâchoire.

35. Myélome multiple

Épidémiologie

L'âge médian au moment du diagnostic est de 65 ans. Son incidence augmente avec l'âge.
Ses causes sont inconnues.

Physiopathologie

Le myélome multiple est une prolifération maligne de plasmocytes siégeant au niveau de la moelle osseuse. Les plasmocytes sont des lymphocytes spécialisés produisant des anticorps. Ces plasmocytes entraînent l'activation des ostéoclastes, cellules responsables de la destruction de la matrice osseuse.
Les conséquences cliniques sont de trois ordres :

Production du même anticorps par tous les plasmocytes tumoraux

On parle d'anticorps « monoclonal ».
Cet anticorps est responsable d'une augmentation de la vitesse de sédimentation (VS) et est détecté sur l'électrophorèse des protides du sérum sous forme « d'un pic ».
La production de l'anticorps monoclonal s'accompagne d'une diminution de la production des autres anticorps entraînant un risque accru d'infections (*immunosuppression*).
Une partie de l'anticorps (chaîne légère) va être éliminée dans les urines. Les chaînes légères peuvent s'accumuler dans le rein et être responsables d'une *insuffisance rénale*.

Lyse osseuse par les ostéoclastes

Elle est responsable de la formation de lacunes osseuses entraînant des douleurs et un risque de fracture.
Le calcium libéré dans le sang peut être responsable d'une hypercalcémie (nausées, constipation, déshydratation, troubles du rythme cardiaque).

Insuffisance médullaire

Elle est provoquée par la prolifération de plasmocytes dans la moelle osseuse. Elle entraîne une anémie, plus rarement une baisse des plaquettes et des globules blancs.

Circonstances de découverte

- Découverte fortuite sur un examen biologique : augmentation de la VS, pic monoclonal à l'électrophorèse des protides.
- Douleurs en rapport avec la lyse osseuse : osseuses, fractures pathologiques.
- Fatigue inhabituelle révélant une anémie.
- Complications révélatrices :
  - fracture pathologique, hypercalcémie, compression de la moelle épinière ;
  - insuffisance rénale ;
  - infection sévère.

Diagnostic positif

Le diagnostic de myélome repose sur trois examens principaux.

Le myélogramme

Présence de plasmocytes anormaux (dystrophiques) dans la moelle osseuse, représentant plus de 10 % de l'ensemble des cellules médullaires.

Les radiographies du squelette

Elles montrent l'existence de lacunes osseuses caractéristiques.

L'électrophorèse des protides sériques

Elle montre la présence d'un pic monoclonal.
Une immunofixation permet de préciser le type d'anticorps en cause (IgG, IgA ou IgD).
Une électrophorèse des urines concentrées de 24 heures, avec immunofixation, permet de repérer la présence d'une chaîne légère.

Bilan de retentissement

Biologie

- Hémogramme : il permet de retrouver une anémie.
- Ionogramme sanguin, créatinémie : recherche une insuffisance rénale.
- Calcémie.
- Bêta-2-microglobuline : son augmentation est le reflet d'une masse tumorale élevée et est de mauvais pronostic.

Radiologie

Les radiographies de tout le squelette sont systématiques, d'une part pour compter les lésions osseuses, leur nombre ayant une valeur pronostique, et d'autre part pour repérer des lésions préfracturaires susceptibles de bénéficier d'une consolidation par ostéosynthèse.

Principes du traitement

La chimiothérapie

L'association de melphalan (par voie orale) et de prednisone est le traitement classique. Il est surtout utilisé actuellement chez les sujets âgés chez qui l'autogreffe est contre-indiquée.
La polychimiothérapie (protocole VAD : vincristine, adriamycine, dexamethasone) permet une réduction tumorale plus rapide et plus fréquente, cependant la survie des patients n'est pas augmentée.

L'autogreffe de cellules souches périphériques

Elle est réalisée après une chimiothérapie utilisant de hautes doses de melphalan.
L'autogreffe améliore la survie des patients par rapport à la chimiothérapie « simple ».
Elle est recommandée chez le sujet jeune.

La thalidomide

Elle est utilisée dans les rechutes de myélome multiple après chimiothérapie, en association avec la dexaméthasone.
Elle est tératogène (induction de malformations).
Ses autres effets secondaires sont la somnolence et la polynévrite.

Les biphosphonates

Il ne s'agit pas d'une chimiothérapie (ils n'agissent pas sur les cellules malignes) mais d'une famille de médicaments qui préviennent le processus d'ostéolyse : ils diminuent l'intensité des douleurs, réduisent le risque de fractures, et traitent l'hypercalcémie.
Le plus utilisé est l'acide zolédronique (*Zometa*). Il s'administre en une injection intraveineuse mensuelle.

Suivi du traitement

L'efficacité du traitement est suivi sur le taux de l'anticorps monoclonal, évalué par l'électrophorèse des protides : une diminution de plus de 50 % de l'anticorps monoclonal sérique traduit une réponse au traitement, tandis qu'une augmentation de plus de 25 % est le signe d'une progression tumorale.

Résultats des traitements

La durée de survie médiane des patients est de 3 ans.
Moins de 5 % des myélomes survivent plus de 10 ans.
L'autogreffe améliore la survie avec une médiane de l'ordre de 4 ans.

Conduite à tenir IDE

Surveillance

- Douleurs osseuses.
- Signes d'hypercalcémie : nausées-vomissements, constipation, somnolence, hypertension artérielle.
- Fièvre.
- Signe d'anémie : tachycardie, pâleur, fatigue.

Action à mener

- Utilisation prudente des médicaments susceptibles d'aggraver la fonction rénale : administration de produits de contraste iodés, anti-inflammatoires non stéroïdiens, diurétiques.
- Fièvre : elle nécessite une consultation médicale immédiate et la réalisation de prélèvements bactériologiques fonctions du point d'appel (diarrhée, expectoration...) et au minimum des hémocultures.

36. Polyglobulie primitive ou maladie de Vaquez

Il s'agit d'une prolifération anormale des érythroblastes, cellules souches de la moelle osseuse précurseurs des globules rouges.
Sa principale conséquence est donc l'augmentation du taux de globules rouges dans les sangs définissant *la polyglobulie*.

Épidémiologie

La polyglobulie primitive apparaît généralement vers 60 ans.
Son étiologie est inconnue.

Circonstances de découverte

Découverte fortuite sur une prise de sang réalisée pour un autre motif.
Symptômes évocateurs d'une augmentation des globules rouges :

- Aspect rouge de la peau (érythrose).
- Prurit à l'eau chaud, très évocateur.
- Céphalées rebelles et ne cédant pas aux antalgiques banaux.
- Troubles sensoriels : visuels (brouillards), acouphènes.

Complications :

- Liées à un état d'hypercoagubilité : thromboses veineuses et artérielles.
- Hémorragies liées à une mauvaise fonction des plaquettes.
- Syndrome d'hyperviscosité : céphalées, déficits neurologiques, troubles sensoriels.
- Hyperuricémie responsable de lithiase rénale et de goutte (douleurs articulaires).

Diagnostic positif

Diagnostic de la polyglobulie

La polyglobulie est certaine si l'hématocrite est supérieur à 60 % chez l'homme et 56 % chez la femme.
Si le taux se situe entre 52 % et 60 % chez un homme et 48 % et 56 % chez une femme, il est nécessaire de confirmer l'augmentation de la masse globulaire par une méthode isotopique utilisant des globules rouges marqués.
Il est ensuite nécessaire de préciser la cause de la polyglobulie.

Diagnostic de la polyglobulie primitive

Présence d'une splénomégalie

Augmentation du volume de la rate évaluée par l'examen clinique ou l'échographie.

Augmentation des autres lignées sanguines sur l'hémogramme

- Plaquettes supérieures à 400 G/L.
- Globules blancs supérieurs à 12 G/L.

Présence d'une anomalie moléculaire spécifique : mutation du gène JAK2

Cette anomalie est recherchée par un simple prélèvement sanguin. Elle est présente dans 95 % des cas et permet d'affirmer le diagnostic.

Capacité des cellules de la moelle osseuse à proliférer sans érythropoïétine

L'érythropoïétine est une hormone qui induit la prolifération des érythroblastes. Elle est donc indispensable à la formation de globules rouges. Au cours d'une polyglobulie primitive, les érythroblastes acquièrent la capacité à proliférer en l'absence d'érythropoïétine.
Ce test est réalisé pour affirmer le diagnostic lorsque la recherche de mutation de JAK2 n'est pas retrouvée (5 % des cas). Il nécessite la réalisation d'un prélèvement de moelle osseuse.

Principes du traitement

Les saignées

Elles sont surtout utiles en urgence pour diminuer rapidement le nombre de globules rouges en cas de complication ou au moment du diagnostic.
L'objectif est d'obtenir un hématocrite inférieur à 50 %.
Il est recommandé de ne pas poursuivre les saignées au long cours.

La chimiothérapie orale

Elle permet de stabiliser le nombre de globules rouges sans apporter la guérison. Il s'agit de l'hydroxyurée (*Hydrea*) ou du pipobroman (*Vercyt*).

Le phosphore 32

Il s'agit d'une substance radioactive qui va se concentrer au niveau de la moelle osseuse et empêcher la formation de globules rouges.

Une seule prise permet un contrôle de l'hématocrite pendant plusieurs années.
Il existe un risque important de leucémie aiguë secondaire, c'est pourquoi ce traitement n'est pas utilisé de façon systématique, mais uniquement en cas d'échec de la chimiothérapie ou d'impossibilité de prendre ce traitement.

L'inhibiteur de JAK2, le ruxolitinib (*Jakafi*)

Il est indiqué en cas d'échec de la chimiothérapie.

Résultats des traitements

Sous traitement, l'espérance de vie se situe entre 12 et 15 ans ce qui est peu différent de l'espérance de vie des sujets à l'âge où se rencontre habituellement cette maladie.
Cependant, deux complications hématologiques redoutables peuvent survenir à long terme :

- La splénomégalie myéloïde avec myélofibrose : altération de l'état général, splénomégalie. Sur la numération sanguine, apparition de signes d'insuffisance médullaire.
- La leucémie aiguë myéloblastique, de mauvais pronostic.

37. Leucémies aiguës

Physiopathologie

Une leucémie aiguë (LA) est une prolifération maligne de cellules de la moelle osseuse. Ces cellules, appelées blastes, sont normalement chargées de donner naissance aux cellules sanguines matures.
Ces blastes tumoraux vont progressivement envahir la moelle osseuse et vont être retrouvés dans le sang. Ils prolifèrent très rapidement.
On en distingue deux grands types : les LA lymphoïdes (LAL) formées à partir de précurseurs des lymphocytes et les LA myéloïdes (LAM) formées à partir des précurseurs myéloïdes de la moelle osseuse qui forment les polynucléaires, monocytes, plaquettes ou globules rouges.

Épidémiologie

Cancer pédiatrique le plus fréquent : 80 % sont des LAL et 20 % des LAM.
Chez l'adulte, les LAM sont les plus fréquentes. L'âge moyen au diagnostic est de 65 ans.

Étiologies

La majorité sont idiopathiques : sans cause identifiée.

Causes toxiques

- Benzène : exposition à la peinture industrielle.
- Chimiothérapie antitumorale : étoposide, anthracycline, alkylants.

Prédispositions génétiques

Certaines maladies génétiques augmentent le risque de LA. Il s'agit en particulier de la trisomie 21.

Maladies hématologiques

Certaines hémopathies peuvent se compliquer de LA : myélodysplasie, leucémie myéloïde chronique, polyglobulie primitive.

Évolution – complications

Insuffisance médullaire

Principale complication de la LA : les cellules sanguines normales ne peuvent être produites du fait de l'envahissement médullaire.

Une ou plusieurs lignées peuvent être concernées : globules rouges (anémie), polynucléaires neutrophiles (neutropénie), plaquettes (thrombopénie).

Syndrome tumoral

Envahissement de la moelle osseuse

Responsable de douleurs osseuses.

Envahissement des organes lymphoïdes

Adénopathies, splénomégalie.

Envahissement des méninges

Réalise une méningite (céphalées, vomissements, diplopie...).

Envahissement d'autres organes

Peau, gencives, testicule.

Troubles de l'hémostase

La LA peut s'accompagner d'une CIVD qui se caractérise principalement par des hémorragies liées à la baisse des facteurs de coagulation.

Syndrome de lyse

Il est dû à la libération de substances par les blastes, spontanément, ou surtout après chimiothérapie :

- *Acide urique* : hyperuricémie responsable d'une insuffisance rénale par précipitation dans les tubules rénaux.
- *Potassium* : hyperkaliémie responsable de troubles du rythme cardiaque.
- *Phosphore* : hyperphosphorémie qui peut également être responsable d'une insuffisance rénale.

Circonstances de découverte

La LA est d'évolution très rapide : les symptômes apparaissent en quelques jours.

L'insuffisance médullaire est la circonstance révélatrice la plus habituelle :

- *Anémie* : asthénie, dyspnée d'effort, tachycardie, pâleur;
- *Neutropénie* : responsable d'infections, en particulier d'angines;
- *Thrombopénie* : pétéchies (points rouges sur la peau), hémorragies muqueuses.

Diagnostic positif

Il repose sur un examen au microscope de la moelle osseuse avec comptage des cellules : c'est le myélogramme.
La présence de plus de 20 % de blastes fait le diagnostic de la LA.
La moelle osseuse est généralement obtenue par ponction du sternum.
Pour déterminer le type de LA et préciser le pronostic, on utilise des techniques de cytochimie, d'immunophénotypage.
On peut ainsi distinguer les LAM de 0 à 7 en fonction de la lignée à laquelle appartiennent les cellules :
- LAM 0 à 2 : myéloblastique (polynucléaires);
- LAM 5 : monoblastique (monocytes);
- LAM 6 : érythroblastiques (globules rouges);
- LAM 7 : mégacaryoblastiques (plaquettes);
- Les LAL de 1 à 3.

Les analyses cytogénétique (analyse des chromosomes) et moléculaire (analyse des genes) permettent de préciser le pronostic et d'adapter le traitement.

Bilan de retentissement

Recherche de complications

- Hémogramme.
- Exploration de l'hémostase : TP, TCA, fibrinogène.
- Syndrome de lyse : ionogramme sanguin, créatinémie, phosphore, acide urique, LDH.
- Ponction lombaire pour analyse du liquide céphalo-rachidien, nécessaire dans certaines LA.
- Électrocardiogramme.
- Prélèvements bactériologiques si fièvre.

Bilan pré-thérapeutique

- Groupe sanguin ABO, rhésus, recherche d'agglutinines irréguléresie.
- Échographie cardiaque.
- Si allogreffe de moelle envisagée : typage HLA du patient et de sa fratrie.

Traitement

C'est une urgence thérapeutique.

La chimiothérapie

C'est la base du traitement des LA qui sont parmi les plus chimiosensibles des pathologies malignes.
Elle est généralement administrée en trois phases successives :

Induction de la rémission complète

La chimiothérapie dure 5 à 7 jours et va induire une aplasie profonde et nécessiter une hospitalisation d'environ un mois.
Au terme de ce traitement, un myélogramme est réalisé pour vérifier la disparition des blastes anormaux, on parle alors de rémission complète.

- *Dans les LAM* : le protocole habituel repose sur l'association d'une anthracycline et d'aracytine.
- *Dans les LAL* : les associations sont variables mais incluent généralement un corticoïde, la vincristine et une anthracycline.

Phase de consolidation

Lorsqu'une rémission complète est obtenue sur le myélogramme, il existe en fait encore des blastes leucémiques qui ne sont plus détectables par les techniques usuelles. Le traitement doit donc être poursuivi. Une ou plusieurs chimiothérapies dites de consolidation sont réalisées.

Phase de maintenance

Une chimiothérapie à doses plus faibles est poursuivie pendant plusieurs mois. Il s'agit généralement d'un traitement oral qui peut être réalisé à domicile.

Prophylaxie neuro-méningée

Du fait du risque d'atteinte des méninges, une chimiothérapie par voie intra-thécale utilisant le méthotrexate ou l'aracytine est fréquemment réalisée.

Chimiothérapie intensive avec greffe de cellules souches périphériques

Il en existe de deux types :

Allogreffe

Utilise les cellules médullaires d'un donneur. Actuellement, ces cellules sont très souvent obtenues par cytaphérèse après stimulation de la moelle osseuse par le G-CSF, on parle de cellules souches périphériques. Pour éviter une réaction de rejet, le donneur et le receveur doivent être compatibles pour les groupes HLA. Pour cette raison, le donneur est le plus souvent apparenté au receveur (frère, sœur).
La moelle du receveur est détruite par une chimiothérapie aplasiante, éventuellement associée à une irradiation corporelle totale, puis la moelle du donneur est injectée.

L'allogreffe est indiquée chez les patients de moins de 60 ans, soit en cas de rechute (à condition qu'une nouvelle rémission ait pu être obtenue), soit d'emblée dans des formes graves de LA.
Ses principales complications sont le risque d'infection et la réaction du greffon (la moelle du donneur) contre l'hôte (le receveur).

Autogreffe

Les cellules souches sont celles du patient, obtenues par cytaphérèse à l'issue d'une première chimiothérapie dite de mobilisation. Elle est en particulier utilisée lorsque l'allogreffe est impossible (sujet agé ou absence de donneur apparenté).

Mesures associées

Prévention du syndrome de lyse

- Hyperhydratation alcaline intraveineuse (bicarbonate de sodium) : prévient la précipitation rénale d'acide urique.
- Traitement uricolytique (urate oxydase) pour la prévention de l'hyperuricémie.
- Arrêt des apports en potassium.

Prévention des infections

- Hospitalisation en secteur de soins intensifs d'hématologie (chambre stérile avec flux laminaire et mesures d'isolement).
- Décontamination digestive.
- Bains de bouche antiseptiques.
- Alimentation stérile.

En cas de fièvre

- Antibiothérapie à large spectre.

Transfusions

Si anémie mal tolérée ou thrombopénie $<15\,000$.

Résultats des traitements

LAM

Dans la majorité des cas une rémission complète peut être obtenue mais beaucoup de patients rechutent secondairement.
Le taux de guérison est d'environ 40 %, en fait très dépendant du type de LAM et des anomalies du caryotype.

LAL

70 % des enfants sont guéris mais moins de la moitié des adultes.

PARTIE

Autres tumeurs

38. Tumeurs cérébrales de l'adulte

Classification – Anatomopathologie

Les tumeurs cérébrales secondaires (métastases)

Ce sont les plus fréquentes.
Les cancers le plus souvent à l'origine de métastases cérébrales sont :
- cancer bronchique, surtout à petites cellules;
- cancer de sein;
- mélanome;
- cancer du rein.

Dans la plupart des cas, le cancer est déjà connu au moment du diagnostic de métastases cérébrales. Les rares métastases révélatrices ont généralement un primitif bronchique.

Les tumeurs cérébrales primitives

Les tumeurs intra-parenchymateuses

Elles siègent dans le parenchyme cérébral.
Ce sont le plus souvent des tumeurs malignes mais elles ne forment généralement pas de métastase extra-cérébrale. Le pronostic est donc principalement lié à l'évolution locale.
Les plus fréquentes sont *les astrocytomes*. Ce sont des tumeurs mal limitées et qui infiltrent les tissus environnants, expliquant la rechute quasi-constante après exérèse d'apparence complète.
Il existe 3 grands types d'agressivité différente :
- *l'astrocytome* de bas grade est d'évolution lente;
- *l'astrocytome anaplasique*;
- *le glioblastome ploymorphe* qui est la forme la plus agressive : son évolution est très rapide.

Plus l'agressivité est importante et plus le délai entre chirurgie et rechute sera court. Les tumeurs de bas grade rechutent généralement sous forme de tumeurs de plus haut grade.

Les tumeurs extra-parenchymateuses

Elles siègent au contact mais en dehors du parenchyme cérébral. Elles sont le plus souvent bénignes :

- *le méningiome* prend naissance sur les méninges. Il existe une nette prédominance féminine;
- *l'adénome hypophysaire* est une tumeur bénigne de l'antéhypophyse;
- *le neurinome* siège le plus souvent sur le nerf auditif (la 8e paire crânienne).

Diagnostic

Circonstances révélatrices

Crise convulsive partielle ou généralisée

C'est le symptôme le plus souvent révélateur.
La survenue d'une convulsion chez un adulte sans aucun antécédent épileptique est suspecte d'une origine tumorale.

Déficit neurologique

Hémiplégie, aphasie, troubles de la mémoire.
Les symptômes s'aggravent progressivement sur plusieurs semaines (différent d'un accident vasculaire cérébral au cours duquel les symptômes apparaissent brutalement en quelques minutes).
Une atteinte du lobe frontal est responsable de troubles du comportement associant dépression, détérioration intellectuelle et troubles de mémoire.

Atteinte des nerfs crâniens

Paralysie faciale, surdité unilatérale, vertiges, diplopie... Elles sont le plus souvent dues à une tumeur extra-parenchymateuse de la base du crâne.

L'hypertension intracrânienne

Elle est due à la compression des structures cérébrales par la tumeur et l'œdème qui l'entoure dans une boite crânienne inextensible.
Elle est plus fréquente en cas de métastases cérébrales.
Elle associe : céphalées intenses, vomissements et parfois diplopie.
Lorsque le tronc cérébral lui-même est comprimé, des troubles de la vigilance et une hypertonie des membres apparaissent : c'est l'engagement cérébral qui peut entraîner la mort en quelques heures.

Diagnostic positif

Examens radiologiques

- *Le scanner* (sans puis avec injection de produit de contraste) est souvent réalisé en première intention, il permet de retrouver un aspect typique de tumeur cérébrale.

- *L'IRM* est indispensable, surtout sur une intervention chirurgicale est envisagée : permet de mieux préciser la localisation de la tumeur et s'il existe plusieurs tumeurs.

Examen histologique de la tumeur

Il reste toujours indispensable pour préciser le type de tumeur en cause, son degré d'agressivité.
Le plus souvent les examens radiologiques ont permis de porter un diagnostic de tumeur cérébrale avec une quasi-certitude. L'examen anatomopathologique sera alors réalisé en post-opératoire à partir de la pièce d'exérèse.
Dans certains cas, il est également possible de réaliser un examen histologique per-opératoire (examen extemporané) pour adapter le geste chirurgical en fonction du diagnostic suspecté.
Il est enfin possible de réaliser une biopsie sous contrôle scanner en cas de contre-indication opératoire.

Traitement

Principes du traitement symptomatique

Traitement symptomatique

La corticothérapie

Elle est indiquée en cas de tumeur symptomatique et de façon systématique avant la chirurgie ou la radiothérapie. Elle diminue les symptômes en réduisant l'œdème péri-tumoral.

Le traitement anti-convulsivant

Il est indiqué après une première convulsion pour éviter une récidive.

La chirurgie

C'est le seul traitement potentiellement curatif.
Elle peut être impossible dans certaines localisations (risque de séquelles très importantes voire de décès) ou si la tumeur est très volumineuse.
Complications : c'est surtout le risque de déficit neurologique définitif. Ce risque est plus important chez le sujet âgé et s'il existait déjà un déficit avant la chirurgie.

La radiothérapie

- Elle est utilisée lorsque la chirurgie est impossible.

- La radiothérapie majore initialement l'œdème péri-tumoral et donc l'hypertension intracrânienne. Une corticothérapie est indispensable pour prévenir cette aggravation.
- L'alopécie est constante mais réversible. À long terme, il existe un risque de détérioration des fonctions supérieures et au maximum de syndrome démentiel.
- Il existe plusieurs modalités d'irradiation :
  - *irradiation de l'encéphale en totalité* : indiquée pour le traitement des métastases cérébrales ;
  - *irradiation focalisée* d'un gliome non opérable ;
  - *irradiation en condition stéréotaxique* : elle permet de délivrer de façon précise une dose très élevée sur un petit volume. Elle est indiquée dans les petites tumeurs non opérables ;
  - *protonthérapie* : cette technique utilise un rayonnement de protons. Elle permet d'irradier un volume très faible avec une grande précision. Elle est utilisée pour le traitement de très petites tumeurs proches d'une structure fragile (tronc cérébral, nerf optique).

La chimiothérapie

Elle est utilisée dans les tumeurs cérébrales malignes (glioblastome, métatastase) mais son efficacité est limitée.

Principales indications

Tumeurs gliales

Exérèse chirurgicale complète si possible, suivie dans les tumeurs de haut grade d'une radiothérapie focalisée.
Dans les formes inopérables : radiothérapie et chimiothérapie.

Métastases

Le traitement usuel est l'irradiation de l'encéphale en totalité.
La chirurgie peut être discutée en cas de métastase unique et en l'absence de métastase extra-cérébrale.
La radiothérapie stéréotaxique est une alternative en cas de métastases peu nombreuses.

Tumeurs bénignes extra-parenchymateuses

La chirurgie est le traitement préférentiel.

Résultats des traitements

Gliomes

Dans les formes de bas grade opérées, les patientes ont un risque élevé de rechute dans un délai de quelques années.
Dans les glioblastomes, souvent inopérables, le pronostic est très sombre et la survie ne dépasse pas quelques mois.

Métastases

La survie après radiothérapie n'est généralement que de quelques mois.
Des survies très prolongées sont cependant possibles après chirurgie (métastase unique) ou radiothérapie stéréotaxique.

Tumeurs bénignes extra-parenchymateuses

Après exérèse complète, le pronostic est excellent.

Conduite à tenir IDE spécifique

Interrogatoire

- Hypertension intra-cranienne : céphalées, vomissements, troubles de la vigilance.
- Convulsions partielles ou généralisées.
- Déficit neurologique.
- Évaluation de la perte d'autonomie.

Action à mener

- Prévention des complications de décubitus chez un patient présentant un déficit neurologique important : l'apparition d'un escarre pourrait contre-indiquer l'intervention neuro-chirurgicale.
- Prévention des complications thromboemboliques.
- Proposer une kinésithérapie motrice.

39. Mélanome malin cutané

Épidémiologie

Le facteur de risque principal est l'exposition intermittente et exagérée aux rayons ultraviolets de type B. Les sujets les plus à risque sont ceux à peau claire, à cheveux blonds ou roux.
Son incidence augmente régulièrement. Il est particulièrement fréquent dans les pays où prédominent les populations à phénotype clair : Europe du Nord, Australie, USA…

Anatomopathologie

Types histologiques

Le mélanome se développe souvent sur un naevus (grain de beauté) connu depuis longtemps, en zone photo-exposée.
Il évolue en deux phases successives :

- une phase de prolifération horizontale dans l'épiderme;
- une phase de prolifération verticale, infiltrative, qui entraîne le risque métastatique.

Chez le sujet âgé, le mélanome peut se développer à partir d'une dermatose précancéreuse du visage : la mélanose de Dubreuil.
Les mélanomes des paumes, des plantes et ceux développés sous les ongles ont une extension en profondeur prédominante et sont de plus mauvais pronostic.

Extension

Métastases cutanées dites « en transit » : s'implantent entre la tumeur primitive et les premiers ganglions de drainage.
Métastases ganglionnaires puis viscérales (les poumons, le foie, le cerveau et les os).
Le risque de métastase est principalement lié à l'épaisseur de la tumeur (indice de Breslow) :

- risque très faible si inférieur à 1,5 mm;
- risque élevé si supérieur à 4 mm.

Diagnostic

Circonstances de découverte

Le plus souvent tumeur noire de la peau, en zone exposée au soleil (membres, torse, dos). Il se distingue d'un naevus banal par plusieurs aspects :

- bords irréguliers ;
- polychromie (plusieurs couleurs) ;
- saignement, douleurs…

Plus rarement le diagnostic est fait par la découverte de métastases alors que le primitif est passé inaperçu.

Diagnostic positif

Toute tumeur noire suspecte doit être enlevée chirurgicalement dans sa totalité.

Il ne faut jamais faire de biopsie.

Le diagnostic sera confirmé par l'examen histologique.

Bilan d'extension

Uniquement dans les tumeurs volumineuses à risque métastatique élevé : scanner thoracique, hépatique et cérébral, scintigraphie osseuse.

Traitement

Principes du traitement

La chirurgie

Elle permet le diagnostic histologique et constitue l'étape la plus importante du traitement.

L'exérèse emporte la tumeur dans sa totalité avec une marge de sécurité dont l'importance dépend de la taille de la tumeur.

En cas de métastase ganglionnaire satellite (ganglion palpable), on réalise l'ablation du ganglion.

L'ablation systématique des ganglions non palpables (curage) peut également être réalisée pour rechercher des métastases microscopiques.

L'immunothérapie

Elle repose sur l'utilisation d'anticorps monoclonaux qui visent à restaurer l'immunité anti-tumorale : anticorps anti PD1 (nivolumab, *Optivo* ou pembrolizumab, *Keytruda*) seul ou associé à un anticorps anti CTLA4 (ipilimumab, *Yervoy*).
Son efficacité est supérieure à celle de la chimiothérapie car elle peut se prolonger pendant plusieurs années.

Les thérapies ciblées orales inhibitrices de kinase

Elles sont indiquées dans les mélanomes métastatiques présentant une mutation de l'oncogène BRAF (40 % des cas). Il s'agit d'une combinaison d'un inhibiteur de BRAF (vemurafenib - *Zelboraf ou* dabrafenib - *Tafinlar*) et de MEK (trametinib - *Mekinist* ou cobimétinib). L'efficacité de ce traitement est très rapide (quelques jours) mais la résistance survient au bout de quelques mois.

La chimiothérapie

Le mélanome est considéré comme peu chimiosensible mais quelques médicaments, tels que le cisplatine, peuvent retarder la progression tumorale.

Indications thérapeutiques

Petite tumeur sans envahissement ganglionnaire

Pas de traitement complémentaire après la chirurgie.

Tumeur volumineuse ou présence de métastases ganglionnaires

Le risque de rechute est très élevé après l'exérèse chirurgicale.
Indication classique à une immunothérapie adjuvante (après la chirurgie) par interféron pendant un an pour diminuer le risque de rechute.
L'utilisation d'un anticorps anti PD1 est en cours d'étude.

Métastases viscérales ou osseuses

Immunothérapie, éventuellement précédée d'une thérapie ciblée par inhibiteurs de kinase si une mutation de BRAF est présente.

Résultats des traitements

- Petites tumeurs (épaisseur < 1,5 mm) : le pronostic est très bon avec environ 80 % de guérisons.
- Tumeurs volumineuses (> 4 mm) ou présences de métastases ganglionnaires : la plupart des patients vont rechuter après la chirurgie.

PARTIE

Auto-évaluez-vous !

1) Entraînez-vous avec des QCM

Consignes : une ou plusieurs réponses sont attendues pour l'ensemble des questions.

QCM 1.

Parmi les caractéristiques suivantes, indiquez celles qui sont rencontrées dans les tumeurs malignes et pas dans les tumeurs bénignes :

☐ a) Compression des organes de voisinage.

☐ b) Formation de métastases.

☐ c) Invasion des organes de voisinage.

☐ d) Arrêt de la prolifération après la ménopause.

☐ e) Prolifération illimitée.

QCM 2.

Concernant les métastases, indiquez les propositions exactes :

☐ a) Les cancers digestifs drainés par le système porte donnent d'abord des métastases hépatiques.

☐ b) Les métastases ganglionnaires sont les plus graves.

☐ c) Les cancers drainés par le système cave donnent d'abord des métastases cérébrales.

☐ d) Les métastases ganglionnaires sont un facteur pronostic très important lors du diagnostic initial.

☐ e) La carcinose péritonéale peut entraîner une occlusion digestive.

QCM 3.

Concernant les facteurs de risque de cancer, indiquez les propositions exactes :

☐ a) Certains virus peuvent être responsables de cancers.

☐ b) Le surpoids augmente le risque de cancer.

☐ c) Une alimentation déséquilibrée est la première cause de cancer.

☐ d) Le manque d'activité physique augmente le risque de cancer.

☐ e) L'alcool augmente le risque de cancer de l'œsophage.

QCM 4.

Concernant le dépistage du cancer du col, indiquez les propositions exactes :

☐ a) Le frottis cervico-vaginal est indiqué à partir de 17 ans.

☐ b) La vaccination contre l'HPV le rend inutile.

☐ c) Il est recommandé de réaliser un frottis tous les 3 ans.

☐ d) Un frottis anormal permet d'affirmer le diagnostic de cancer.

☐ e) Le dépistage a permis de diminuer la mortalité par cancer du col de l'utérus.

QCM 5.

Concernant la classification TNM des cancers, indiquez les propositions exactes :

☐ a) Une tumeur T1 est généralement opérable.
☐ b) Elle n'est utilisée que pour le cancer du poumon.
☐ c) Une tumeur M1 présente une seule métastase.
☐ d) Une tumeur T4 envahit les organes de voisinage.
☐ e) Une tumeur N1 présente des métastases ganglionnaires à distance de la tumeur primitive.

QCM 6.

Concernant les marqueurs tumoraux, indiquez les propositions exactes :

☐ a) Un taux élevé est toujours en rapport avec un cancer.
☐ b) Un taux normal permet d'exclure le diagnostic de cancer.
☐ c) Dans le cancer du foie, un taux élevé d'AFP permet d'éviter la biopsie.
☐ d) Le taux de marqueurs peut être le reflet de la masse tumorale et du pronostic.

QCM 7.

Au cours de la surveillance post-thérapeutique, l'élévation du marqueur peut être le premier signe de récidive. Concernant le PETscan au 18FDG, indiquez les propositions exactes :

☐ a) Il nécessite que le patient soit à jeun depuis au moins 6 heures.
☐ b) Le patient doit recevoir une perfusion de sérum glucosé.
☐ c) Il peut montrer une hyperfixation en cas de foyer infectieux.
☐ d) Sa normalité permet d'exclure le diagnostic de cancer.
☐ e) Le diabète décompensé est une contre-indication.

QCM 8.

Concernant l'alopécie induite par la chimiothérapie, indiquez les propositions exactes :

☐ a) Le casque réfrigérant permet de la prévenir dans presque tous les cas.
☐ b) L'alopécie est toujours réversible.
☐ c) Le casque réfrigérant peut être laissé en place environ 2 heures.
☐ d) L'alopécie survient dans les 48 heures qui suivent la chimiothérapie.
☐ e) L'alopécie peut également concerner les poils du corps.

QCM 9.

Parmi les complications suivantes, indiquez celles qui peuvent être induites par la radiothérapie :

- ☐ a) Brûlure cutanée.
- ☐ b) Œsophagite.
- ☐ c) Cancer secondaire.
- ☐ d) Sténose d'une artère coronaire.
- ☐ e) Diarrhée.

QCM 10.

Concernant les Chambres à cathéter implantable (CCI) et leurs complications, indiquez les propositions exactes :

☐ a) L'extravasation sous-cutanée d'un produit de chimiothérapie est généralement sans conséquence.

☐ b) En cas de suspicion d'infection de la CCI, des hémocultures obtenues par la CCI sont suffisantes.

☐ c) La CCI ne doit pas être utilisée en cas de suspicion d'infection.

☐ d) La première injection sur une CCI est un acte médical.

☐ e) En cas de cas de thrombose veineuse, l'ablation de la CCI n'est pas systématique.

QCM 11.

Concernant la neutropénie fébrile, indiquez les propositions exactes :

☐ a) Elle survient le plus souvent le lendemain de la chimiothérapie.

☐ b) Par définition, le taux de neutrophiles est inférieur à 500/mm³ (0,5 G/L).

☐ c) Il est nécessaire de réaliser 6 hémocultures sur 6 heures avant de débuter les antibiotiques.

☐ d) Sans traitement, l'évolution peut se faire très rapidement vers le choc septique.

☐ e) Le traitement est généralement une bi-antibiothérapie par voie orale.

QCM 12.

Concernant le cancer de l'ovaire, indiquez les propositions exactes :

☐ a) Il survient généralement avant 40 ans.

☐ b) Il est plus souvent diagnostiqué à un stade localisé.

☐ c) Le diagnostic de certitude nécessite la réalisation d'une cœlioscopie.

☐ d) En plus des ovaires, l'ablation de l'utérus et de l'épiploon est systématique.

☐ e) La chimiothérapie post-opératoire est le plus souvent nécessaire.

QCM 13.

Concernant le cancer de prostate, indiquez les propositions exactes :

☐ a) Un score de Gleason élevé indique un cancer de prostate agressif.
☐ b) Les métastases siègent principalement au niveau osseux.
☐ c) La biopsie de prostate se fait généralement au cours d'une uréthroscopie.
☐ d) Le traitement de première intention des formes métastatiques est la castration.
☐ e) Il n'y a pas d'indication à la chimiothérapie dans le cancer de prostate.

QCM 14.

Concernant le cancer du rein, indiquez les propositions exactes :
☐ a) Il s'agit généralement d'un carcinome épidermoïde.
☐ b) L'hématurie est le symptôme révélateur le plus fréquent.
☐ c) La biopsie percutanée n'est pas systématique.
☐ d) La néphrectomie est l'intervention de référence.
☐ e) L'immunothérapie est efficace dans le cancer du rein.

QCM 15.

Concernant le cancer de l'estomac, indiquez les propositions exactes :
☐ a) Il est favorisé par une bactérie, *Helicobacter pylori*.
☐ b) Le bilan d'extension locale repose sur l'IRM.
☐ c) Il est favorisé par le tabac.
☐ d) La gastrectomie peut entraîner une carence en vitamine B12.
☐ e) La gastrectomie entraîne fréquemment une satiété précoce.

QCM 16.

Concernant le cancer de l'œsophage, indiquez les propositions exactes :
☐ a) Il peut d'agir d'un adénocarcinome ou d'un carcinome épidermoïde.
☐ b) Il est provoqué par un virus.
☐ c) La dysphagie est le symptôme le plus fréquent.
☐ d) La chirurgie permet généralement de conserver l'œsophage.
☐ e) Les patients opérés ont un très bon pronostic.

QCM 17.

Concernant le cancer du pancréas, indiquez les propositions exactes :
☐ a) Il se développe le plus souvent au niveau de la queue du pancréas.
☐ b) Il peut induire un ictère par compression de la voie biliaire principale.
☐ c) Une cachexie est très souvent présente au diagnostic.

☐ d) Le marqueur ca 19-9 est utile au suivi du cancer du pancréas.
☐ e) La chirurgie est le plus souvent une duodéno-pancréatectomie céphalique.

QCM 18.

Concernant le cancer du foie (carcinome hépato-cellulaire), indiquez les propositions exactes :

☐ a) L'alcool et les hépatites virales sont les causes les plus fréquentes.
☐ b) Il se développe sur une cirrhose dans une minorité de cas.
☐ c) La transplantation hépatique est contre-indiquée.
☐ d) Il est possible de faire le diagnostic sans avoir recours à une biopsie.
☐ e) L'alpha-fœtoprotéine est le marqueur tumoral généralement utilisé.

QCM 19.

Concernant le cancer du poumon non à petites cellules, indiquez les propositions exactes :

☐ a) Une IRM cérébrale doit être réalisée dans le bilan d'extension.
☐ b) Il est lié au tabac dans 100 % des cas.
☐ c) Dans les formes localisées, la chirurgie est le traitement privilégié.
☐ d) Il s'agit presque toujours d'un carcinome épidermoïde.
☐ e) La présence d'anomalies moléculaires spécifiques permet l'utilisation de thérapies ciblées.

QCM 20.

Concernant le cancer du poumon à petites cellules, indiquez les propositions exactes :

☐ a) Son développement est très rapide.
☐ b) Il peut entraîner fréquemment une compression de la veine cave supérieure.
☐ c) Il peut le plus souvent être traité par chirurgie.
☐ d) Il est très chimiosensible et radiosensible.
☐ e) Une irradiation préventive du cerveau peut être réalisée.

QCM 21.

Concernant la maladie de Hodgkin, indiquez les propositions exactes :

☐ a) Elle atteint surtout le sujet âgé.
☐ b) Une adénopathie cervicale est la manifestation la plus habituelle.
☐ c) Le pronostic est très réservé.

☐ d) Le traitement repose sur la chimiothérapie suivie d'une radiothérapie.
☐ e) Le traitement peut induire une stérilité et une leucémie aiguë.

QCM 22.
Concernant les lymphomes non Hodgkiniens, indiquez les propositions exactes :
☐ a) La présence d'une fièvre est un facteur de mauvais pronostic.
☐ b) La chirurgie joue un rôle important dans le traitement.
☐ c) Le taux sanguin de lacticodéshydrogénase (LDH) est un reflet de la masse tumorale.
☐ d) Le lymphome de bas grade nécessite toujours une chimiothérapie.
☐ e) Le lymphome agressif peut justifier d'une autogreffe de cellules périphériques.

QCM 23.
Concernant le myélome multiple, indiquez les propositions exactes :
☐ a) Il peut se compliquer d'une insuffisance rénale.
☐ b) Son diagnostic nécessite la réalisation d'une biopsie ganglionnaire.
☐ c) Il peut se compliquer d'une fracture osseuse.
☐ d) L'analyse des urines de 24 heures fait partie du bilan initial.
☐ e) Le traitement repose uniquement sur la chimiothérapie orale.

QCM 24.
Concernant la polyglobulie primitive, indiquez les propositions exactes :
☐ a) L'espérance de vie des patients est très réduite.
☐ b) Un hématocrite supérieur à 60 % affirme le diagnostic de polyglobulie.
☐ c) Un prélèvement de moelle osseuse est généralement nécessaire au diagnostic.
☐ d) La présence de la mutation de JAK2 dans les cellules sanguines est un critère diagnostic majeur.
☐ e) Les saignées font partie du traitement.

QCM 25.
Concernant les tumeurs cérébrales, indiquez les propositions exactes :
☐ a) La première cause de métastases cérébrales est le cancer du poumon.
☐ b) Des corticoïdes doivent être prescrits avant la radiothérapie ou la chirurgie.

☐ c) Le déficit neurologique en rapport avec une tumeur cérébrale est généralement d'apparition brutale.
☐ d) Une tumeur cérébrale bénigne est toujours asymptomatique.
☐ e) Le risque de récidive après chirurgie d'un astrocytome est très faible.

QCM 26.
Concernant le mélanome, indiquez les propositions exactes :
☐ a) Il se développe toujours en zone photo-exposée.
☐ b) L'extension en profondeur du mélanome est le principal facteur pronostic.
☐ c) Le diagnostic repose sur une biopsie à l'aiguille.
☐ d) La présence d'une mutation de l'oncogène BRAF peut indiquer une thérapie ciblée.
☐ e) La chimiothérapie est le traitement de référence des formes métastatiques.

Réponses aux QCM

QCM 1. b, c, e
QCM 2. a, d, e
QCM 3. a, b, d, e
QCM 4. c, e
QCM 5. a, d
QCM 6. c, d, e
QCM 7. a, c, e
QCM 8. a, e
QCM 9. a, b, c, d, e
QCM 10. c, d, e
QCM 11. b, d
QCM 12. c, d, e
QCM 13. a, b, d
QCM 14. b, c, e
QCM 15. a, c, d, e
QCM 16. a, c
QCM 17. b, c, d, e
QCM 18. a, d, e
QCM 19. a, c, e
QCM 20. a, b, d, e
QCM 21. b, d, e
QCM 22. a, c, e
QCM 23. a, c, d
QCM 24. b, d, e
QCM 25. a, b, e
QCM 26. b, d

2) Entraînez-vous avec des QROC

QROC 1. Indiquez les termes utilisés pour désigner une tumeur maligne développée aux dépens :

a) d'un épithélium glandulaire;
b) d'un épithélium malpighien;
c) d'un os;
d) des mélanocytes;
e) des cellules de la moelle osseuse;
f) des lymphocytes présents dans les ganglions.

QROC 2. Citez les quatre syndromes qui peuvent être révélateurs d'un cancer.

QROC 3. Citez les trois principales localisations tumorales en termes de nombre de décès annuels.

QROC 4. Citez les quatre principaux temps du dispositif d'annonce du cancer.

QROC 5. Quels sont les principaux objectifs de l'examen anatomopathologique d'une pièce d'exérèse tumorale?

QROC 6. Quels sont les objectifs de la surveillance médicale après traitement d'un cancer?

QROC 7. Quelle est la principale cause du cancer du col de l'utérus, comment le prévenir?

QROC 8. Quels sont les marqueurs tumoraux utilisés dans la prise en charge du cancer du testicule?

QROC 9. Quels sont les principaux facteurs étiologiques des cancers des VADS?

QROC 10. Décrivez les risques évolutifs de la leucémie lymphoïde chronique (en dehors des complications des traitements).

QROC 11. Quelles sont les principales complications du syndrome de lyse observé au cours d'une leucémie aiguë?

QROC 12. Décrivez le type d'intervention chirurgicale recommandée dans le cancer de l'endomètre.

QROC 13. Quelle est l'exploration réalisée en première intention pour obtenir une confirmation histologique en cas de suspicion de cancer de vessie?

QROC 1.

- a) Adénocarcinome.
- b) Carcinome épidermoïde.
- c) Ostéosarcome.
- d) Mélanome.
- e) Leucémie myéloïde.
- f) Lymphome.

QROC 2.

- Syndrome tumoral.
- Cachexie.
- Syndrome paranéoplasique.
- Manifestation thrombo-embolique.

QROC 3

- Poumon.
- Sein.
- Côlon-rectum.

QROC 4.

- Temps médical.
- Temps d'accompagnement soignant.
- Accès à une équipe impliquée dans les soins de support.
- Temps d'articulation avec la médecine de ville.

QROC 5.

- Confirmer le diagnostic de malignité.
- Évaluer le pronostic.
- Vérifier le caractère complet de l'exérèse.
- Rechercher des marqueurs prédictifs de l'efficacité d'un traitement.

QROC 6.

- Diagnostic précoce d'une récidive.
- Diagnostic d'un 2e cancer.
- Diagnostic des séquelles des traitements.
- Aide à la réinsertion sociale.

QROC 7.

- La principale cause du cancer du col de l'utérus est le virus HPV.
- Prévention : vaccination anti-HPV et dépistage des lésions précancéreuses par le frottis cervico-utérin.

QROC 8.

- Alpha-fœtoprotéine (AFP).
- *Human Chorionic Gonadotrophin* (HCG).
- Lacticodéshydrogénase (LDH).

QROC 9.

- Tabac.
- Alcool.
- Virus HPV.
- EBV.
- Sciure de bois.

QROC 10.

- Cytopénie : anémie, thrombopénie (risque hémorragique), neutropénie.
- Immunosuppression et infections opportunistes.
- Maladie auto-immune.
- Transformation en lymphome agressif.

QROC 11.

- Hyperuricémie et hyperphosphorémie responsables d'une insuffisance rénale.
- Hyperkaliémie responsable de troubles du rythme cardiaque.

QROC 12.

- Dans le cancer de l'endomètre, on recommande une hystérectomie totale avec annexectomie bilatérale, réalisée le plus souvent par voie cœlioscopique et vaginale. Les curages ganglionnaires pelviens et lombo-aortiques sont réalisés en cas de facteurs de mauvais pronostic.

QROC 130.

- En cas de suspicion de cancer de vessie, une Résection transurétrale de tumeur vésicale (RTUV) est réalisée au cours d'une fibroscopie (cystoscopie), sous anesthésie générale ou péridurale. Elle permet un diagnostic de certitude par l'examen histologique de la tumeur.

Situation clinique 1

Monsieur Z. est âgé de 50 ans. Il n'a pas d'antécédent personnel important. Il est hospitalisé en hématologie pour le bilan d'une pancytopénie : hémoglobine : 7,0 g/dl, leucocytes : 50 G/L dont 95 % de cellules blastiques, plaquettes : 35 G/L. Une leucémie aiguë est fortement suspectée.

1. Quel est le principal examen paraclinique à réaliser en urgence pour permettre le diagnostic ? Qu'en attendez-vous ?
2. Quels sont les principaux risques évolutifs à court terme de la leucémie aiguë ?
3. Une ponction lombaire est décidée, pour quelle raison ?
4. Une chimiothérapie d'induction va être débutée, quelles mesures doivent être prises pour prévenir le syndrome de lyse ?
5. Quelles précautions sont nécessaires pour prévenir le risque d'infection ?
6. Après la chimiothérapie d'induction, une rémission complète est observée par le médecin. Expliquez au patient ce que cela signifie et pourquoi il est nécessaire malgré tout de poursuivre la chimiothérapie.
7. Compte tenu de facteurs de mauvais pronostic, une allogreffe de cellules souches périphériques est envisagée. Quelle est la condition principale pour qu'elle soit réalisable ?
8. Décrivez succinctement les principales étapes de ce traitement.

Situation clinique 2

Une femme de 55 ans est prise en charge pour un cancer du sein gauche. Il s'agit d'une tumeur de 4 cm associée qu'elle s'est elle-même palpée. Elle n'avait jamais fait de mammographie auparavant. La biopsie a conclu à un carcinome canalaire de grade 2, exprimant fortement les récepteurs aux œstrogènes.

1. La patiente aurait-elle déjà dû faire réaliser un dépistage du cancer du sein ? Selon quelles modalités ?
2. Quels éléments dans ses antécédents familiaux pourraient faire suspecter une forme familiale (héréditaire) de cancer du sein ?
3. Quels sont les critères cliniques d'un cancer du sein inflammatoire ?
4. Il est décidé de réaliser une chimiothérapie néo-adjuvante. Quel est le principal objectif de ce traitement ?
5. Après ce traitement, il est décidé de réaliser une tumorectomie et la recherche du ganglion axillaire. La patiente vous demande en quoi consiste cette recherche. Que lui expliquez-vous ?
6. Pourquoi est-il important de rechercher l'expression de l'oncogène HER2 dans la tumeur ?

7. Finalement, un curage axillaire a été réalisé, quelles recommandations faites-vous à la patiente pour éviter un lymphœdème ?
8. Quel est le seul examen complémentaire indispensable dans la surveillance post-thérapeutique d'un cancer du sein ?

Situation clinique 3

Un homme de 60 ans est hospitalisé dans le service de chirurgie digestive pour le traitement d'un cancer du côlon. Le diagnostic a été fait suite au dépistage systématique.

1. En quoi consiste ce dépistage ?
2. Quel est l'examen à réaliser en cas de test de dépistage positif ?
3. Quels sont les principaux symptômes qui peuvent être révélateurs d'un cancer du côlon non métastatique ?
4. Quels symptômes spécifiques au cancer du rectum peuvent être observés ?
5. Il s'agit d'un cancer du côlon D, sans métastase au bilan d'extension. Quel traitement est indiqué en première intention ?
6. Dans le cas d'un cancer du bas rectum à moins d'un centimètre de la marge anale, quel traitement aurait été indiqué ? Quelles en sont les complications ?
7. Quel est le principal traitement qui n'est indiqué que dans le cancer du rectum et pas dans celui du colon ?
8. L'examen anatomo-pathologique a révélé la présence de métastases dans les ganglions satellites. Un traitement est-il indiqué dans cette situation ? Si oui, lequel ?
9. Deux ans plus tard, plusieurs métastases hépatiques sont découvertes. Quels sont les principaux traitements qui peuvent être utiles dans ce cas ?

Réponses aux situations cliniques

Situation clinique 1

1.

- Myélogramme avec examen cytologique de la moelle osseuse permettant de confirmer le diagnostic (plus de 20 % de blastes).
- Typer la leucémie aiguë (LAL ou LAM).
- Préciser son sous-type (LAM 0 à 7 ou LAL 1 à 3).
- L'analyse cytogénétique et moléculaire permet de préciser le pronostic.

2.
- Anémie.
- Risque infectieux (neutropénie et lymphopénie).
- Risque hémorragique (thrombopénie, troubles de l'hémostase).
- Syndrome de lyse (insuffisance rénale aiguë, hyperkaliémie).

3.
Recherche d'un envahissement des méninges par la recherche de blastes dans le LCR.

4.
- Traitement uricolytique par urate oxydase.
- Hyperhydratation alcaline par bicarbonate de sodium.
- Arrêt des apports en potassium.

5.
- Isolement en chambre stérile à flux laminaire.
- Décontamination digestive.
- Bains de bouche antiseptique.
- Alimentation stérile.

6.
La rémission complète signifie qu'aucune cellule leucémique n'est détectable au myélogramme, mais cela ne veut pas dire qu'elles ont toutes été détruites. Celles qui restent sont en trop petit nombre pour être détectables. C'est pour cela qui faut poursuivre la chimiothérapie.

7.
Présence d'un donneur apparenté compatible.

8.
- Vérification de la comptabilité du donneur et du receveur.
- Chez le donneur sain : prélèvement de cellules souches périphériques par cytaphérèse après traitement par GSCF.
- Chez le receveur : réalisation d'une chimiothérapie aplasiante, éventuellement associée à une irradiation corporelle totale.
- Injection de la moelle du donneur au receveur, prise en charge de l'aplasie en attendant la prise de la greffe.

Situation clinique 2

1.
Oui, la patiente aurait dû faire une mammographie bilatérale, examen recommandé à partir de 50 ans tous les deux ans.

2.

- Antécédents familiaux de cancer du sein chez la mère ou une sœur.
- Antécédents personnels ou familiaux de cancer de l'ovaire.
- Cancer survenu à un âge jeune (avant 40 ans).
- Cancer du sein bilatéral.

3.

- Rougeur.
- Chaleur.
- Douleurs du sein.

4.

En diminuant le volume de la tumeur, elle va permettre de réaliser une chirurgie conservatrice du sein plutôt qu'une mastectomie.

5.

Il s'agit de réaliser l'exérèse du premier relais ganglionnaire au niveau axillaire (ganglion sentinelle) et d'en réaliser une analyse histologique pendant l'intervention. S'il présente des cellules cancéreuses, un curage complet est réalisé. S'il est négatif, le curage n'est pas nécessaire.

6.

Si la tumeur exprime HER2, il est possible d'utiliser une thérapie ciblée : anticorps monoclonaux HER2 qui renforcent l'effet de la chimiothérapie.

7.

La patiente doit éviter, du côté opéré :

- le port de charges lourdes;
- les injections;
- les perfusions;
- la prise de tension artérielle;
- les blessures : porter des gants pour le jardinage et la cuisine (désinfecter soigneusement toute blessure même très légère).
- Pas d'exposition au soleil avant un an, pas de bain de mer avant 6 mois.
- Sports possibles après 3 mois : natation, bicyclette.

8.

Mammographie bilatérale annuelle.

Situation clinique 3

1.

Recherche de sang dans les selles par un test de type Hemoccult, tous les 2 ans à partir de 50 ans et jusqu'à 74 ans.

2.
Une coloscopie totale sous anesthésie générale avec biopsies de toute lésion suspecte.

3.
- Saignement digestif (melæna ou rectorragie, carence martiale).
- Modification récente du transit (constipation, diarrhée).
- Occlusion digestive.
- Perforation intestinale et péritonite.

4.
- Faux besoins.
- Contractions rectales douloureuses.

5.
Traitement chirurgical : hémicolectomie D avec anastomose colocolique.

6.
- Amputation abdomino-périnéale enlevant le rectum et le canal anal. Une colostomie (généralement iliaque gauche) définitive est mise en place.
- Complications : troubles urinaires (rétention urinaire, incontinence) et impuissance.

7.
Une radiothérapie externe du rectum.

8.
- Chimiothérapie adjuvante par 5FU.
- Acide folinique.
- Oxaliplatine.

9.
Chimiothérapie associée à une thérapie ciblée dont le choix sera fonction de l'analyse moléculaire de la tumeur, hépatectomie partielle pour l'exérèse des métastases.

Elsevier Masson S.A.S
65 rue Camille Desmoulins
92442 Issy-les-Moulineaux Cedex
Dépôt légal : août 2018

Composition : SPI

Imprimé par Dimograf en Pologne